TRAITEMENT

DU TRICHIASIS ET DE L'ENTROPION

PAR LA TARSOPLASTIE

LYON — IMPRIMERIE DE LA PROVINCE

101, Grande rue de la Guillotière, 101

TRAITEMENT

DU

TRICHIASIS ET DE L'ENTROPION

PAR LA

TARSOPLASTIE

PAR LE

DOCTEUR LÉON PARANT

ANCIEN INTERNE DES HOPITAUX DE LYON

LYON

IMPRIMERIE LUCIEN DUC & FRANCIS DEMAISON

101, Grande Rue de la Guillotière, 101

1883

INTRODUCTION

But de notre thèse. — Quelques mots du trichiasis et de l'entropion. — Division du sujet.

§ 1. — BUT DE NOTRE THÈSE

La multiplicité des procédés employés pour la cure du trichiasis et de l'entropion est la meilleure preuve de leur insuffisance. Les procédés que préconisent dans ce but nombre d'auteurs sont en effet souvent irrationnels, leur application restreinte à un certain nombre de cas, leur succès inconstant et de courte durée.

Il fallait donc trouver une méthode rationnelle qui, basée sur des considérations anatomiques, répondît à toutes les indications.

Jusqu'à nos jours, les chirurgiens se préoccupant du malade et non de la maladie, instituaient un procédé opératoire qui parfois guérissait l'infirmité, mais qui souvent traçait une fausse route aux imitateurs. Il est en effet si difficile d'affirmer l'altération vraie existant dans un cas donné, d'en diagnostiquer l'étendue, la profondeur, la durée, que l'on comprend sans peine les déboires des opérateurs. Le novateur a le plus de succès, car il crée un procédé pour le malade qu'il a sous les yeux ; l'imitateur, souvent moins heureux, abandonne bientôt ce procédé infidèle pour en adopter un autre qu'il croit applicable aux altérations qui se présentent dans un cas donné, et, après nombre d'insuccès, arrive à inventer aussi un procédé que quelques cas heureux l'encouragent à divulguer.

Aussi, pour combattre le trichiasis, que de procédés simples ou compliqués, anodins ou destructeurs ! et pour l'entropion, quel arsenal thérapeutique ! on detruit plus ou moins la paupière, et l'altération progresse toujours.

Notre maître, M. le professeur Gayet, a résolu toutes les difficultés en créant une méthode opératoire qui, à la fois, combat le renversement en dedans des cils et le renversement de la paupière ; une méthode qui, guérissant le trichiasis quelle qu'en soit la nature, prévient même les altérations ultérieures s'observant fréquemment dans cette affection, et qui, en même temps, restituant à la charpente de la paupière la perte de substance due à des causes diverses, permet à cet organe si délicat de reprendre ses fonctions physiologiques.

Notre but est d'exposer ici cette méthode, de montrer que, contrairement aux procédés antérieurs, elle peut s'appliquer à tous les cas où le globe oculaire est irrité par les cils, par le bord libre de la paupière, par la conjonctive et le cartilage tarse altérés dans leur structure et dans leur forme. Nous ne pouvons entrer en plein dans le sujet sans dire quelques mots du trichiasis et de l'entropion. Nous exposerons ensuite les procédés employés jusqu'à nos jours, puis nous parlerons des méthodes récemment décrites et qui s'adressent surtout au trichiasis : c'est ce qui formera la première partie de notre thèse. La critique des méthodes et les conclusions constitueront la seconde partie.

§ 2. — QUELQUES MOTS DU TRICHIASIS ET DE L'ENTROPION

On ne saurait aborder l'étude des traitements du trichiasis et de l'entropion sans dire quelques mots de ces deux maladies. L'exposé rapide de leurs variétés, de leurs degrés, de leurs lésions anatomiques, facilitera l'appréciation des procédés opératoires destinés à combattre leurs désastreuses conséquences.

Le trichiasis est une affection caractérisée par la direction vicieuse des cils qui, décrivant une courbe en sens inverse de la courbe normale, viennent se mettre en contact avec le globe oculaire.

Le trichiasis siège de préférence à la paupière supérieure, il est en général limité à quelques cils plus ou moins atteints dans leur nutrition, décolorés souvent, presque toujours fins, lanugineux, présentant rarement des dimensions exagérées. Les cils irrégulièrement implantés se dirigent vers l'œil sur une (trichiasis), deux (distichiasis), trois (tristichiasis), et quelquefois quatre (tétrastichiasis), rangées.

Pour expliquer la production du trichiasis, les auteurs ont invoqué des causes multiples ; les seules indiscutables sont celles d'ordre inflammatoire : les blépharites glandulo-ciliaires occupent ici le premier rang. Les bulbes des cils s'enflamment et changent de direction soit par le seul fait de leur état pathologique qui retentit sur les tissus voisins, soit par la contraction permanente des petits muscles qui leur sont annexés, contraction due à l'irritation de voisinage. Si une thérapeutique bien dirigée n'entrave cette altération primitivement locale, l'inflammation fait des progrès, se propage et l'on arrive aux altérations tarsiennes et conjonctivales qui donnent naissance à l'entropion.

Telle est souvent la marche du trichiasis ; et l'on conçoit que tout traitement qui, ayant pour but de redresser les cils ne prévoit pas les désordres ultérieurs, est insuffisant puisqu'il n'est que provisoire.

L'entropion est le renversement en dedans du bord libre des paupières, et comme les cils sont insérés sur ce bord, ils sont eux-mêmes dirigés vers le globe oculaire.

L'entropion, comme le trichiasis, siège de préférence à la paupière supérieure ; il est, suivant la classification de M. Gayet (1) externe, interne, médian ou total, il est

(1) *Annales d'oculistique*, (1882).

à des degrés plus ou moins avancés suivant que le bord libre est lui-même plus ou moins ravalé.

Les causes en sont multiples ; les unes comme les traumatismes les brûlures, agissent rapidement et font subir des altérations qui, en peu de temps, arrivent à être stationnaires, d'autres comme les blepharites glandulo-ciliaires, les conjonctivites granuleuses, toutes les inflammations oculo-palpebrales, font progresser lentement les désordres sans que le plus souvent on puisse prévoir la marche et la terminaison de cette inflammation chronique. Citons aussi les altérations scrofuleuses et syphilitiques.

Toutes ces causes produisent à la longue la transformation cicatricielle des tissus internes, de la conjonctive et du cartilage tarse, c'est-à-dire des parties qui constituent la charpente des paupières. La conjonctive, presque toujours la première atteinte, presente des altérations multiples : elle perd au début son aspect brillant et uni que lui donnent ses attaches internes au cartilage, produit un liquide muqueux, muco-purulent ou même franchement purulent : la transformation inodulaire arrive, étouffe toutes les éléments anatomiques, détermine une rétraction considérable, suffisante à elle seule pour déformer le cartilage tarse et augmenter sa sphéricité ; la muqueuse est alors sèche, dure au toucher formée presque exclusivement de tissu cicatriciel.

Le cartilage tarse ne peut échapper aux lésions qui frappent la conjonctive et, dès que cette muqueuse présente un aspect velouté, on peut affirmer que les glandes de Meibomius participent à l'inflammation. Les glandes frappées d'abord de suractivité fonctionnelle perdent leur revêtement épithélial, entrent en suppuration et disparaissent. Le cartilage plus ou moins influencé dans sa structure intime par le retentissement de ces inflammations tend à prendre des formes que lui imposent de nouvelles conditions anatomiques. Les glandes de Meibomius, nous le savons, sont situées vers la face interne du cartilage ; leur atrophie, leur disparition diminuent l'étendue de cette face interne, et, comme la face externe n'a pas ou peu changé, le cartilage doit éprouver une augmentation de sphéricité, en rapport avec la rétraction de sa face profonde.

Les effets de la déformation sont naturellement plus accusés lorsque la conjonctive et le tarse sont atteints ensemble.

Le bord libre participe aux altérations dont nous venons de parler : il est souvent rugueux, épaissi, irrégulier, les cils sont diversement altérés mais rarement au même degré que dans le trichiasis. Le bord libre est enfin plus ou moins incurvé du côté du globe oculaire. Cette incurvation, toujours plus accentuée à ce niveau, est due à plusieurs causes : à la moindre résistance qu'éprouve cette partie de la paupière qui n'est pas soutenue par les tissus voisins, à une complication fréquente de l'entropion, nous voulons parler du spasme de l'orbiculaire.

L'entropion et le trichiasis provoquent souvent du côté du globe oculaire des lésions analogues ; l'un et l'autre peuvent amener la destruction du globe oculaire ; mais en général le trichiasis occasionne des désordres moins considérables ; nous trouvons en effet dans l'entropion des causes plus puissantes d'irritation ; les cils déviés sont plus nombreux et plus résistants, la conjonctive est plus profondément altérée, l'œil est plus fortement comprimé. Néanmoins il n'y a dans les altérations qu'ils produisent qu'une question de degré, et, du reste, les traitements curatifs dirigés contre ces deux maladies sont souvent applicables à l'une et à l'autre. Quoi qu'il en soit, les cils dans le trichiasis, le bord libre rugueux et les cils dans l'entropion irritent la conjonctive bulbaire qui se congestionne vivement ; la cornée, soumise à des frottements incessants, perd bientôt de sa transparence, prend un aspect nuageux ; sur son limbe se développent des vaisseaux qui vont s'arboriser à sa surface, parfois même elle s'ulcère, se perfore, et le globe oculaire est détruit.

Cette irritation continue de la cornée amène rapidement des phénomènes réflexes, l'orbiculaire des paupières se contracte,sa contraction détermine un léger degré d'entropion dans les cas de trichiasis simple, augmente encore le renversement de la paupière dans l'entropion vrai, et, dans l'un et l'autre cas, occasionne des frottements plus énergiques sur la cornée qui réagit à son tour ...cercle vicieux duquel l'art seul peut faire sortir.

Une affection dont les conséquences sont aussi graves devait stimuler le zèle des chirurgiens ; aussi est-il peu d'affections pour lesquelles on ait institué autant de procédés opératoires.

Nous sommes heureux d'adresser ici nos vifs remerciements à notre maître, M. le professeur Gayet, dont les excellents conseils nous ont été si utiles dans l'élaboration de cette thèse.

M. le professeur Dor a droit aussi à toute notre reconnaissance pour la bienveillance qu'il nous a témoignée, et l'amabilité avec laquelle il nous a communiqué son nouveau procédé avant de l'avoir publié.

Que tous nos collègues et amis regardent ce modeste opuscule comme un gage de notre vieille amitié.

DIVISION DU SUJET

PREMIÈRE PARTIE

CHAPITRE Ier. — Exposé des procédés anciens.

CHAPITRE II. — Procédés nouveaux. — Observations.

CHAPITRE III. — Nouveau procédé de M. Gayet. — Observations.

DEUXIÈME PARTIE

CHAPITRE IV. — Critique des procédés anciens.

CHAPITRE V. — Critique des procédés nouveaux.

CHAPITRE VI. — Critique du nouveau procédé de M. Gayet. — Parallèle des procédés.

PREMIÈRE PARTIE

CHAPITRE PREMIER

EXPOSÉ DES PROCÉDÉS ANCIENS

Nous étudierons ici les procédés anciens en considérant les lésions anatomiques qu'ils ont eu pour but de combattre. Après avoir exposé ceux qui tendent à affaiblir le spasme du muscle orbiculaire, nous verrons ceux qui agissent directement contre les cils déviés, soit en modifiant leur direction, soit en les détruisant, soit en les transplantant dans un point où ils ne puissent nuire, enfin ceux qui ont une action indirecte contre les cils et qui se confondent avec les procédés de redressement du bord palpébral.

Cette classification des procédés est un peu arbitraire, en ce sens que plusieurs procédés appartiennent à la fois à plusieurs classes, néanmoins c'est celle qui nous a paru la mieux fondée. Nous adopterons donc pour notre étude la classification suivante :

Procédés qui ont pour but :

1° L'affaiblissement de l'orbiculaire.

2° Le redressement direct des cils, la destruction de leurs bulbes.

3° La transplantation du terrain ciliaire.

4° Le redressement indirect des cils et le renversement du bord palpébral.

A. — Affaiblissement de l'orbiculaire

Le spasme du muscle orbiculaire est presque toujours une complication du trichiasis et de l'entropion qui exagère considérablement les symptômes et aggrave toujours les conséquences de ces affections.

Pour affaiblir l'orbiculaire, plusieurs procédés sont préconisés.

Gaillard coupe les fibres de ce muscle au moyen d'une ligature. « Cette méthode consiste à passer de haut en bas, dans les tissus de la paupière, une ligature assez profonde pour embrasser les fibres du muscle orbiculaire. Le moyen le plus certain pour obtenir ce résultat est de saisir avec une pince à torsion un pli de la peau aussi épais que possible, et de le traverser à sa base par l'aiguille. Cette ligature doit être fortement serrée. (1) »

Cunier et Richet font la section sous-cutanée du muscle; Pétrequin les imite, mais il fait observer qu'il importe de faire parvenir la pointe du myotome jusqu'au bord palpébral, sans cela le résultat serait incomplet. « Ce sont, dit-il, les fibres les plus rapprochées du bord palpébral qui sont principalement contractées dans l'entropion. »

Janson fait de petites incisions verticales de la peau comprenant quelques fibres de l'orbiculaire. Key, après avoir fait une incision cutanée, coupe le muscle dans une certaine étendue pour éviter le rapprochement des fibres sectionnées.

Ammon invente la canthoplastie, opération que M. Pagenstecher decrit ainsi : (2) « Nous fendons la commissure externe dans toute son épaisseur, dans la direction du soit disant ligament palpébral externe. Cette plaie qui comprend la conjonctive a en dedans l'étendue de 4 à 6 millimètres, et en dehors celle de 6 à 8. En faisant subir aux lèvres de la plaie horizontale une traction modérée, on parvient à la transformer en une plaie verticale, et il est alors facile de réunir les bords correspondants de cette plaie, de manière à mettre la muqueuse en rapport direct avec la peau, et de rendre ainsi impossible, par l'interposition de la conjonctive, une réunion des lèvres de la plaie. »

(1) M. Rau. *Maladies des Yeux*, Makensie, p 314.

(2) Compte rendu du Congrès ophthalmologique de Paris (1852).

Müller et Richet ont un procédé analogue, mais pour agrandir davantage l'ouverture palpébrale, ils enlèvent dans l'angle externe incisé un lambeau cutané triangulaire dont la base correspond à la commissure et suturent ensuite la muqueuse avec la peau.

Ces procédés ne s'emploient presque jamais seuls ; on les combine avec d'autres et nous les retrouverons dans la plupart des procédés que nous décrirons plus tard.

B. — Redressement des cils. — Destruction de leurs bulbes.

L'arsenal thérapeutique mis en usage pour redresser les cils ou les détruire, est des mieux fournis.

Rhazès frisait les cils avec un fer chaud, de façon à en changer la direction ; Beer, puis Anagnotakis ont repris ce procédé et ont accusé de nombreux succès, dans les cas de trichiasis, par simple direction vicieuse des cils, sans direction anormale des bulbes. Celse passait le cil dévié dans la châsse d'une aiguille traversant la lèvre externe du bord palpébral et, en retirant celle-ci, ramenait en dehors la pointe de l'organe irritant. Makensie remit ce procédé en honneur.

Héraclide possédait un agglutinatif merveilleux qui, réunissant les cils, permettait de les fixer dans une bonne position. Ses imitateurs, Sanson, Riberi et nombre d'oculistes, emploient dans le même but le collodion, des bandelettes agglutinatives ; d'autres, par un chef-d'œuvre d'adresse, attachent les cils déviés à leurs voisins.

Ces procédés laborieux, difficiles, ont été à peu près délaissés : on leur a préféré l'arrachement des cils déviés, qui a été pratiqué de tout temps. On enlève ces organes avec une pince à épiler. Après avoir renversé le bord libre, on saisit à leur base un ou plusieurs cils que l'on arrache par un mouvement de traction un peu brusque. A cette opération longue et douloureuse, d'autres préfèrent l'emploi d'une pâte épilatoire. Duval d'Argentan enduit le bord libre de la paupière de sulfure sulfuré de calcium, les cils tombent et on obtient des guérisons « aussi complètes que possible et qui se maintiennent pendant plusieurs mois » (1).

L'épilation ne donnant pas de résultats satisfaisants, on s'attaque aux bulbes des cils.

Les uns : Celse, Razès, Paul d'Egine, Ambroise Paré, Dionis, arrachent les cils et par l'ouverture laissée libre pénètrent avec une aiguille rougie jusque dans les bulbes qu'ils détruisent. Ambroise Paré invente même dans ce but un thermo-cautère en bec de moineau que Champesne, deux siècles plus tard, décrit et applique. D'autres (Carron du Villards) laissent les cils en place, introduisent dans les bulbes, en suivant la direction des cils, des épingles d'entomologiste réunies et chauffées ensemble. Le Fort modifie ce procédé en chauffant les aiguilles à l'aide d'un courant électrique.

Les autres procédés de destruction des bulbes vont pour la plupart, en même temps par la rétraction cicatricielle ou la perte de substance qu'ils déterminent,

(1) *Annales d'oculistique*, t. XXXI, p. 155.

tendre à relever un peu le bord palpébral ; néanmoins, comme leur but principal est de détruire les cils, nous les décrivons ici.

Les caustiques sont souvent employés. St-Yves et Acrel faisaient usage du nitrate d'argent. Callisen et Richter ont retiré quelque profit de l'ammoniaque. Soléra a beaucoup prôné la potasse caustique en petits crayons. Delpech employait la cautérisation avec un fer rouge en fer de lance. Ces cautérisations se font sur la face cutanée de la paupière le long et un peu en arrière de la ligne d'implantation des cils ; elles sont répétées jusqu'à ce que les bulbes soient complètement détruits.

Quelques opérateurs vont enlever les bulbes découverts par des incisions cutanées. Vacca Berlinghieri, après avoir limité avec précision la surface d'implantation des bulbes, fait une incision longitudinale à un millimètre du bord libre ; deux petites incisions verticales partant de l'extrémité de cette dernière permettent de soulever et de disséquer un lambeau cutané. Les bulbes sont mis à nu et enlevés. Pétrequin modifie ce procédé en excisant le lambeau cutané disséqué. Le procédé de Jœger est absolument semblable à celui de Pétrequin ; il s'applique aux trichiasis étendus.

On a aussi réséqué en partie ou en totalité le bord libre des paupières. Flarer (de Pavie) respectant la conjonctive et le cartilage tarse n'enlève que la peau, le muscle orbiculaire, les cils et leurs bulbes, laissant ainsi le cartilage à nu. Anagnotakis emploie un procédé analogue, mais par deux incisions menées de bas en haut et divergeant un peu, il dégage un lambeau trapézoïde qu'il amène par des tractions modérées au niveau du bord libre où il suture. Dans le trichiasis partiel, Schrœger incise un lambeau en V comprenant tous les tissus et à la base duquel sont implantés les cils. Gerdy, Dupuytren enlevaient d'un coup de ciseaux tout le bord libre des paupières renversées.

C. — Transplantation du terrain ciliaire.

Conserver les cils, les mettre dans une position où ils ne puissent nuire, tel est le but de ces méthodes. Toutes mobilisent plus ou moins le sol ciliaire, soit pour le relever avec plus de facilité, soit pour le transplanter réellement, c'est-à-dire l'éloigner du bord libre. Nous devons dire ici que ce mot de transplantation adopté par tous les auteurs est improprement appliqué dans tous les cas où le sol ciliaire reste adhérent au bord libre des paupières.

C'est dans ce paragraphe que nous devrions décrire la plupart des procédés nouveaux ; mais nous préférons les développer dans un chapitre à part pour mieux les comparer avec celui que nous voulons faire connaître.

Nous avons déjà avancé qu'un grand nombre de procédés, appliqués il y a quinze siècles et connus depuis quelques années seulement, avaient de grands points de ressemblance avec ceux inventés de nos jours ; nous ne pouvons mieux confirmer notre dire qu'en décrivant ici celui de Paul d'Egine.

« Procédé ordinaire et sûr. Ayant placé le malade soit devant nous, soit à notre gauche, nous retournons la paupière supérieure si elle a de longs cils, en les saisissant eux-mêmes avec l'index et le pouce de la main gauche ; si elle en a de trop courts, nous passons une aiguille munie d'un fil à travers le milieu du bord ciliaire, et de dedans en dehors, puis, tenant la paupière en haut avec la main gauche, au moyen du fil, nous la renversons en la repliant derrière le fil, avec le bouton de la sonde tenue de la main droite.

« Alors nous pratiquons, sur le bord palpébral, plus en dedans que les poils qui piquent, l'incision cachée, que nous étendons depuis le grand angle de l'œil jusqu'au petit, (par incision cachée, l'auteur entend l'incision que l'on est obligé de faire pour dédoubler le bord libre de la paupière).

« Après cette incision cachée, et tenant sous la paupière, avec la paume de la main gauche, une petite compresse, nous relevons en même temps le sourcil. Ensuite disposant d'autres petites compresses dans les angles de l'œil, nous prescrivons à l'aide qui se tient debout derrière le malade, de tendre la paupière au niveau des compresses.

« Avec le scalpel à paupière nous faisons d'abord l'incision dite droite, un peu au-dessus des cils naturels, d'un angle de l'œil à l'autre, profonde seulement de manière à diviser la peau. Après cette incision, nous faisons celle en forme de croissant, en la commençant à l'endroit où commence l'incision droite, en lui donnant une hauteur telle qu'elle circonscrive toute la peau superflue, et en la terminant aussi au même endroit que l'autre. La peau circonscrite par les deux incisions se trouve avoir la forme d'une feuille de myrte. Fixant ensuite une érigne dans l'angle qui est à notre droite, nous disséquons toute cette portion de peau.

« Après avoir épongé la plaie, nous réunissons les bords par trois ou quatre points de suture, en commençant par celui du milieu, et en passant l'aiguille à travers l'incision cachée elle-même. Le fil dont on se servira pour ces sutures doit être de laine.

« Après avoir coupé les fils, non pas près des sutures, mais de manière à ce qu'il en reste une longueur de trois pouces, nous attirons ces bouts de fil vers le front, ou nous les collons avec quelqu'un des emplâtres agglutinatifs. Enfin, avec la pointe d'une aiguille, nous dégageons les fils des sutures dans lesquelles ils sont pris. »

Le procédé d'Arlt est absolument semblable à celui de Paul d'Egine que nous fait connaître le savant directeur de la Faculté de médecine d'Athènes (1).

Arlt, au début, imitant en cela Jasche, isolait complètement le pont de peau contenant les cils : la suppuration et même la gangrène du lambeau ciliaire ayant compromis maintes fois son opération, il se contenta, plus tard, de mobiliser le terrain ciliaire par une incision intermarginale, c'est-à-dire par une incision de quelques millimètres de profondeur faite en dedans et le long des cils déviés, séparant la peau, l'orbiculaire, les bulbes des cils, du tarse et de la muqueuse (2).

(1) Anagnotakis, *Histoire de la chirurgie oculaire chez les Anciens* (Athènes 1872).

(2) *Archiv. fuer ophthalmologie* 1864. X. 2 p. 226.

M. de Graefe reproche néanmoins à ce procédé la mortification fréquente du lambeau ciliaire et propose certaines modifications. Il fait une incision intermarginale de 5 ou 6 millimètres de profondeur, aux extrémités de celle-ci deux incisions verticales longues de 9 millimètres environ ; ces incisions limitent le lambeau à élever ; puis, au-dessus des incisions verticales, il excise un lambeau ovalaire transversal et réunit les bords de la plaie, ou bien il se contente de prendre entre deux ou trois ligatures un pli de la peau de dimension voulue, de façon à ce que le rebord ciliaire soit remonté de deux ou trois millimètres.

Le procédé d'Anagnotakis consiste à faire : 1° une incision longitudinale à 3 millimètres du bord libre et, au besoin, l'excision d'un petit lambeau cutané ; 2° à mettre la partie supérieure du cartilage tarse à nu en disséquant la peau et en sectionnant l'orbiculaire ; 3° à appliquer quatre points de suture qui fixent le lambeau cutané ciliaire, non pas à la peau de la paupière préalablement excisée, mais à la partie la plus élevée du tarse, voire même au ligament fibreux suspenseur de la paupière. La peau disséquée flotte au-devant des sutures et ne tarde pas à se réunir avec la plaie.

M. Panas modifie ce procédé en disséquant la face profonde du lambeau ciliaire dont il respecte l'attache marginale ainsi que l'orbiculaire dont la portion tarsienne supérieure est élevée avec le lambeau cutané disséqué ; ses points de suture sont analogues à ceux d'Anagnotakis, mais sortent en arrière des cils. Pour la paupière inférieure, il fait deux incisions verticales, une incision à 5 millimètres du bord libre, il dissèque le lambeau ciliaire comme il a été dit, excise un lambeau quadrilatère et suture au bord adhérent, en faisant passer ses points de suture entre les lèvres du bord libre de la paupière.

Warlomont combine ce procédé avec la canthoplastie, le dédoublement du bord libre et même l'évidement de Snellen pour avoir un relèvement considérable.

D. — Redressement indirect des cils. — Renversement du bord palpébral.

Les procédés décrits sont spécialement employés dans le trichiasis sans entropion accentué ; nous allons étudier maintenant d'autres procédés dont le but est plutôt de redresser le cartilage tarse incurvé.

(La classification des méthodes par chapitres distincts est chose difficile, puisque tel procédé peut s'appliquer à combattre plusieurs altérations ; aussi trouverons-nous ici des opérations qui auraient pu s'appliquer au trichiasis simple de même que dans les méthodes décrites plus haut, quelques-unes tendent par les cicatrices opératoires à relever le bord libre de la paupière.)

Les cils ont été redressés d'une façon indirecte par plusieurs procédés.

Quelques opérateurs font passer à travers le bord libre de la paupière des fils qui sont ensuite fixés de façon à exercer sur ce bord une certaine traction ; d'autres, Vidal de Cassis, Nélaton, Abadie, Janin saisissent avec une pince un pli cutané transversal et, par cette manœuvre, relèvent momentanément le bord libre et diminuent la pression qu'il exerce sur le globe oculaire.

Ceux qui veulent un effet plus durable emploient les ligatures de Gaillard ou la compression maintenue jusqu'à mortification du lambeau, ils créent une cicatrice qui tend à résister à la cicatrice des téguments internes. Bartich, Verduc, Bonnafont inventent des appareils qui répondent à cette indication.

Helling, Quadri, mortifient par l'acide sulfurique, d'autres par divers caustiques, un lambeau cutané situé au-dessus des cils.

Celse fait à deux ou trois millimètres du bord libre l'excision transversale d'un lambeau cutané, Janson, ou Gensoul, l'excision verticale.

« Ce procédé est resté pendant bien des années une tradition parmi les élèves de Lyon (1) » Segond (de Cayenne) combine les procédés de Celse et de Gensoul et fait l'incision cruciale. Lisfranc va plus loin et excise toute la peau de la paupière.

Les cicatrices cutanées limitées ne pouvant s'opposer à la rétraction des téguments internes, on cherche, par divers procédés, à créer sur les téguments externes une cicatrice résistante « une bonne cicatrice ». Williams, par plusieurs ligatures verticales, comprenant la peau et le muscle, fait adhérer les tissus qui, « après la chute des fils, tirent sur le bord libre. Il faut parfois jusqu'à huit ligatures. Le procédé est très douloureux » (2) Galezowski coupe un lambeau quadrilatère adhérent à la partie supérieure, cautérise avec le Paquelin monté d'une fine aiguille, les tissus profonds, et laisse cicatriser.

(1) Carron du Villards, deuxième édition, tome III, p. 360.

(2) *Annales d'oculistique* t. XLIII, p. 136.

Pour diminuer la pression exercée sur le globe oculaire par le bord libre de la paupière, Ammon invente la tarsotomie longitudinale. Avec un couteau à double tranchant, on fait une incision de dedans en dehors à trois millimètres du bord libre, depuis le voisinage des points lacrymaux jusqu'à un centimètre de la commissure externe ; on enlève un lambeau cutané, et la perte de substance détermine une rétraction du cartilage sectionné.

Guérin préconise et Physick, Bouchet, Vare exécutent la tarsotomie verticale. Tous les tissus de la paupière sont sectionnés et l'on crée ainsi un coloboma artificiel. Les bords de la plaie se réunissent par cicatrisation lente. Tyrrel fait l'incision verticale à la partie moyenne de la paupière et y ajoute une excision transversale des téguments externes ; Warton Jones incise près de la commissure externe ; il enlève de plus un lambeau cutané, suture, et avec le fil à ce employé, maintient le bord libre relevé en le fixant dans la région frontale.

Crampton fait une double incision verticale près des commissures, incise longitudinalement la conjonctive. (Guthrie comprend le tarse dans son incision) et maintient le cartilage relevé pour avoir une cicatrisation lente.

Jœger père combine la tarsotomie horizontale avec la verticale. Deux incisions verticales près des commissures facilitent le relèvement de la paupière qui est incisée par sa face interne, jusqu'au cartilage inclusivement ; une excision cutanée détermine, par sa cicatrisation, le relèvement du bord libre.

Les auteurs vont plus loin et font subir au tarse déjà rétracté une perte de substance.

Streafield fait deux incisions près du bord libre. Ces incisions, qui traversent tous les tissus, moins la conjonctive, sont dirigées de telle façon qu'un lambeau prismatique triangulaire du cartilage est enlevé ; le cartilage, en se cicatrisant, bascule en dehors : c'est le procédé par évidement, pratiqué déjà du temps d'Aëtius.

Gerdy excise le bord libre incurvé.

Schrœger enlève un lambeau triangulaire dont la base correspond au bord libre.

M. B. Berlin, après avoir fait une incision transversale à quatre ou cinq millimètres du bord libre, cherche la partie la plus incurvée, c'est-à-dire la plus altérée du cartilage, et, en ce point, enlève un lambeau losangique à grand axe longitudinal, lambeau comprenant tous les tissus.

Enfin Sanders extirpe complètement le cartilage.

Nous venons de décrire ici quelques procédés originaux. Vouloir entrer dans les procédés de choix préconisés par chaque auteur nous entrainerait trop loin, car, ainsi que nous l'avons dit plus haut, chaque auteur a son procédé dans lequel on retrouve la plupart de ceux que nous avons exposés.

La canthoplastie d'Ammon, la tarsotomie longitudinale ou verticale, la diminution du tégument externe par compression, ligature ou excision d'un lambeau cutané, en font tous les frais.

CHAPITRE II

PROCÉDÉS NOUVEAUX. — OBSERVATIONS

Les procédés nouveaux s'appliquent surtout au trichiasis avec entropion léger. Spencer Watson publie le premier, en 1872, sa nouvelle opération pour la cure du trichiasis : il fait voir que ce procédé peut être utile dans l'entropion léger, mais il ne cherche pas à l'ériger en méthode ; du reste son opération n'est en somme qu'une variété de transplantation du terrain ciliaire.

Junge, en 1876, donne une modification du procédé de Watson que Chodin publie en 1882. Cette prétendue modification est une opération tout autre, et nous comprenons mal que Junge ait attaché le nom de Watson à son procédé. L'opération de Junge, en effet, a pour but, non seulement de transplanter le terrain ciliaire, mais de former au niveau du bord libre de la paupière, par la fixation d'un lambeau intermarginal une espèce de saillie qui le dépasse. Le but de ce procédé parait être le même que celui que nous nous proposons, mais Junge ne voit qu'une coïncidence heureuse dans ce fait capital qui augmente la surface interne de la paupière. Du reste, ce procédé et les procédés analogues de Burchard, Schœler, Dianoux, Nicati, (de Marseille) méritent la dénomination de marginoplastie palpébrale, que ce dernier chirurgien a donnée à son opération. Le procédé de M. Dor est un procédé de transplantation analogue à celui de Watson.

Terminons ces considérations générales en disant que les auteurs, qui se sont donnés comme inventeurs d'un procédé nouveau, sont d'autant plus excusables que Watson n'a pas proposé une méthode, mais seulement décrit un cas nouveau, et que la méthode de Junge n'a jusqu'ici été publiée qu'en russe.

PROCÉDÉ WATSON

Spencer Watson publie, en 1872, une nouvelle opération du trichiasis avec observation. En voici la traduction.

Sur une nouvelle opération du trichiasis. (1) — *Guérison de la malade opérée.*

« Une jeune femme de 22 ans entre à l'Hôpital central d'ophthalmologie de Londres pour une kératite grave de

(1) *In ophthal. hospital reports*, 1874. Vol. VII. p. 440 (Traduction).

l'œil droit datant de plusieurs années, kératite due aux frottements de la seconde rangée des cils du tiers moyen de la paupière supérieure. Les cils déviés sont presque dirigés verticalement de haut en bas et balayent à chaque mouvement de la paupière une bonne portion de la cornée. La cornée est dépolie, nuageuse dans une grande étendue. La malade accuse des douleurs et de la photophobie.

Le 12 octobre 1871, la malade étant sous l'influence du chloroforme, je pratiquai l'opération suivante: Une spatule de corne étant introduite sous la paupière et maintenue solidement par un aide en avant du globe oculaire, je fis, le long du tiers moyen de la paupière, une incision parallèle au cartilage tarse, immédiatement en arrière de la ligne d'implantation des cils.

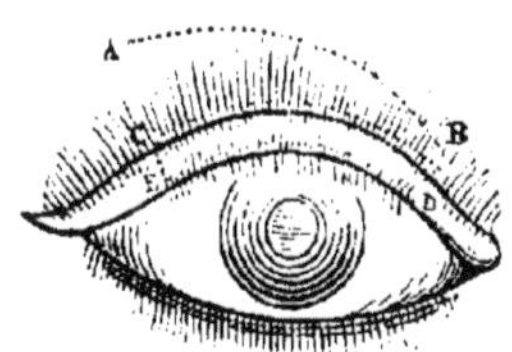

Fig. 1 — Tracé des lignes d'opération.

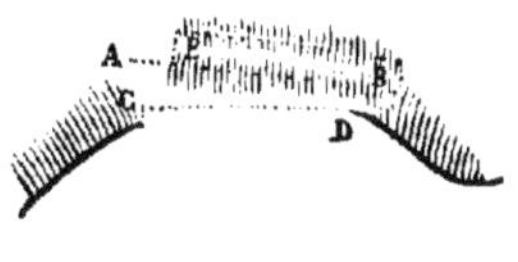

Fig. 2 — Résultat immédiat.

Cette incision de deux ou trois millimètres de profondeur est conduite jusqu'au point *c* de la figure (fig. 1) (c'est une incision analogue à celle que l'on emploie dans l'ancienne opération du trichiasis par laquelle on se propose de disséquer la paupière). Je pratiquai une seconde incision perpendiculaire à la première, le long de la surface cutanée de *c* à *b*. Le lambeau ainsi limité est disséqué de ses attaches profondes et sectionné verticalement en *c*. J'obtins ainsi un lambeau adhérent en *b d*, libre en *e* et comprenant les deux rangées des cils, leurs bulbes et une petite portion de cartilage.

Par une troisième incision allant de *b* à *a* sur la peau de la paupière, je forme un second lambeau qui, par dissection, est séparé du muscle sous-jacent.

Le lambeau *abc* est porté à la place du premier, et celui-ci vient prendre lui-même la position du second. Par quelques sutures espacées, les choses sont maintenues en place, comme on le voit dans la petite figure. (fig. 2) Mais, le bord libre dans la partie externe ayant été laissé intact, la rangée des cils, on le voit, est interrompue par un pont cutané de trois millimètres environ, et, la première idée qui venait à la pensée, était de couper ce pont de peau, cause de l'irrégularité de la ligne des cils. La cicatrisation fut complète en quelques jours, et l'on vit, ce que du reste j'avais annoncé hardiment, que les cils du lambeau transplanté se rabattaient parfaitement sur l'interruption. Quinze jours après l'opération, le bord libre de la paupière avait repris une apparence normale, et toute irritation de l'œil avait cessé. »

PROCÉDÉ DE M. DOR.

M. Dor, de Lyon, instituait il y a quelques années un procédé analogue à celui de Watson.

Premier temps. — Incision longitudinale *a b*, comprenant tous les tissus externes, faite à deux ou trois millimètres du bord libre. (fig. 3)

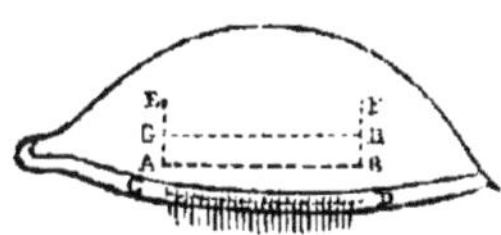

Fig. 3. — Incisions opératoires.

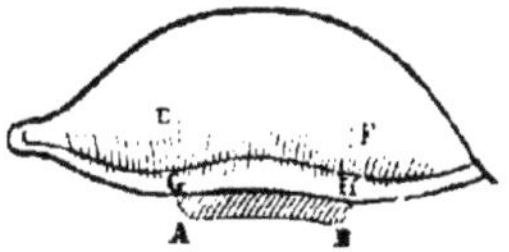

Fig. 4. — Résultat immédiat.

Deuxième temps. — Incision intermarginale *c d*. Un couteau à cataracte qui vient sortir par la première incision sépare des parties profondes un lambeau qui comprend la peau, le muscle orbiculaire, les cils et leurs bulbes ; ce lambeau *a b c d* adhérent en *a c* et en *b d* a la forme d'un pont.

Troisième temps. — Incisions verticales *a e, b f* allant jusqu'au tarse.

Quatrième temps. — Par des tractions modérées on amène la partie inférieure du rectangle *a b f e* au-dessous du lambeau en pont.

Cinquième temps.— Incision longitudinale. Au début, M. Dor faisait en *g h* l'excision d'un lambeau cutané, la partie cruente était occupée par le lambeau *a b c d*; plus tard il ne fait qu'une simple incision *g h*, les tractions déterminant un écartement suffisant pour loger le lambeau ciliaire.

Sixième temps. — Sutures métalliques qui maintiennent les nouveaux rapports.

Telle est, succinctement décrite, l'opération que M. Dor exposait à la *Société des sciences médicales* de Lyon, (4 juillet 1883). Il présentait en même temps trois de ses opérés dont voici les observations.

OBSERVATION I. — S... Pierre, 21 ans, tonnelier. Depuis 10 ans, conjonctivite granuleuse. Les cils de la paupière supérieure dans le tiers externe balayent le globe oculaire depuis plusieurs mois. Il entre à la clinique de M. Dor le 10 janvier 1883, l'opération a lieu le même jour et le malade sort cinq jours après dans un bon état. Les sutures sont enlevées huit jours après l'opération.

Nous avons vu le malade plus de six mois après l'opération. Sur les conjonctives on trouve encore quelques granulations, le globe oculaire est sain, pas d'inflammation de la conjonctive bulbaire, la cornée est intacte ; plus de douleurs. Les paupières ont une forme parfaite, les cils bien fournis sont relevés un peu vers les commissures externes. Sur la face cutanée on ne voit que très difficilement et de très près les traces des cicatrices. Le bord libre a deux lèvres, la lèvre interne paraît un peu rugueuse, blanche. Le malade ne souffre plus et se considère comme guéri.

OBSERVATION 2. — Beloni, 19 ans. Kératite ulcéreuse à l'âge de 4 ans. En 1870, elle a eu la petite vérole, de là un leucôme partiel de la cornée de l'œil droit et une tache sur la cornée gauche. Elle entre le 5 mars 1883 avec un distichiasis par rétraction cicatricielle siégeant sur la partie moyenne de la paupière supérieure droite. L'opération a lieu le même jour et les fils sont enlevés le 14 mars.

L'état de cette malade trois mois et demi après l'opération est le suivant : Les cornées présentent les altérations notées plus haut. On ne trouve pas d'injection du globe oculaire. Les cils peu fournis sont bien relevés sur la partie médiane ; au-dessous d'eux on voit un bourrelet assez saillant qui a pris l'aspect d'une muqueuse ; ce bourrelet dépasse un peu le bord libre. Sur la face cutanée de la paupière, les cicatrices à peine visibles tendent à disparaître.

OBSERVATION 3. — M... Jean Baptiste, 62 ans, balayeur. Opéré en 1864 pour un entropion des deux paupières supérieures ; à en juger par les traces cicatricielles, l'opérateur a dû employer l'excision d'un lambeau cutané. Le 16 juin 1883 il entre à la clinique pour un distichiasis de l'angle interne de la paupière supérieure gauche. Il sort le 4e jour en bon état.

Seize jours après, nous l'examinons et nous trouvons un bourrelet assez saillant, un peu tranchant vers le bord libre, les cils peu abondants sont fortement relevés.

PROCÉDÉ JUNGE

Junge (1876) crée une méthode en s'inspirant de l'opération de Spencer Watson (1). Cette méthode est décrite pour la première fois dans la première édition du traité d'ophthalmologie de Chodin, publié en 1882, (en russe) à Saint-Pétersbourg. Junge et Chodin l'ont pratiquée très souvent avec un succès complet dans les cas de trichiasis ou d'entropion de toute la paupière supérieure sans incurvation prononcée du tarse.

La méthode de Watson-Junge est basée sur une double transplantation : d'un côté, du bord ciliaire avec les cils, de l'autre d'un pont de peau dans la section intermarginale. Cette opération (pour la paupière supérieure) se fait de la manière suivante (voir la figure). On divise d'abord en deux d'un coup de bistouri, le bord libre de la paupière comme dans le procédé de Jasche-Arlt ; on fait une incision horizontale, parallèle au bord de la paupière et à peu près à trois-quatre millimètres de ce bord ; cette incision doit aller de l'angle interne à l'angle externe de l'œil (*a* et *b*). Des deux extrémités de cette incision on fait partir deux petites incisions (de *a* vers *c*, et de *b* vers *d*), incisions qui traversent toute l'épaisseur de la lamelle charnue obtenue au premier temps de l'opération. Ces incisions prolongées

(1) Traduction russe, d'après la seconde édition de l'ouvrage russe de Chodin, p. 218–220, par le professeur Dor, extraite de la *Revue d'ophthalmologie*, tome II, n° 2, p. 78.

jusqu'au bord libre de la paupière donnent un pont de peau muni des cils à l'un de ses bords et formant un quadrilatère (*a*, *b*, *c*, *d*). Par suite des deux incisions (*a c*) et (*b d*), ce pont se rétrécit dans le sens de la longueur et cette rétraction amène la ligne *a c* dans la position *a' c'* et la ligne *b d* dans la position *b' d'*.

Ensuite, à travers la peau de la paupière, à trois-quatre millimètres au-dessus de la ligne *a b*, on trace une autre incision horizontale et parallèle à *a b*. On obtient ainsi un pont *a e f b*, que l'on sépare entièrement du tissu cellulaire et du muscle sous-jacent, sauf aux deux extrémités *a e* et *b f*.

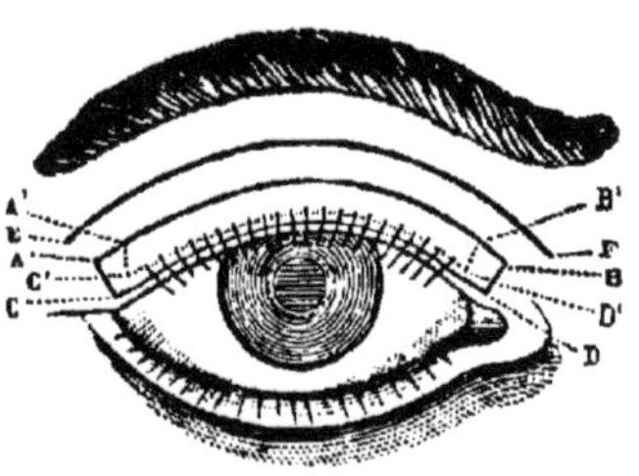

Figure 5. — Procédé Watson-Junge.

Puis on attire ce pont en bas, au-dessous des cils, tandis qu'à sa place (*a e f b*), on fixe le pont inférieur qui porte les cils, et le bord *a b*, est suturé en *e f*, ordinairement au moyen de quatre fils de catgut. Le pont *a b e f*, qui adhère encore à la paupière par ses deux petites extrémités, vient se fixer sous les cils dans l'incision faite à la région intermarginale. En même temps, les deux petits quadrilatères dénudés *a c a' c'* et *b d b' d'* sont recouverts par le passage oblique du pont *a b e f*. Mais avant de transporter le pont, il faut arrêter complètement l'écoulement du sang ; on fixe ensuite dans toute la longueur de la paupière un morceau de taffetas d'Angleterre ou de baudruche gommée qui maintient le pont dans la position intermarginale. »

Un procédé analogue est celui de M. Nicati (1) qui « transplante entre les cils et la conjonctive une bande de peau destinée à reconstituer le rebord cutané. Voilà comment il procède. Le rebord ciliaire étant saisi avec des pinces, il coupe avec des ciseaux toute la portion du bord qu'il s'agit de transplanter, tout en la laissant adhérente par sa partie interne. Il détache aussi un lambeau horizontal, haut de quatre à cinq millimètres, et comprenant dans son épaisseur la peau avec les cils et le muscle ciliaire. Il réunit par quelques sutures les lèvres de la plaie. Ceci fait, il circonscrit au bistouri la nouvelle face marginale et implante dans cette incision le lambeau ciliaire, à l'aide de quelques sutures. Il propose aussi de partager le rebord ciliaire en deux lambeaux lorsque le trichiasis occupe toute la longueur de la paupière. »

Dernièrement, M. Burchard (2) a proposé et fait

(1) Meyer. *Traité pratique des maladies des yeux*. — 2e édition, p. 701.

(2) Charité. — *Annales* 1882, p. 633.

l'opération de Watson-Junge dans un cas de trichiasis total de la paupière supérieure ; dans un autre cas de trichiasis partiel, il fait celle de Watson tout en s'en attribuant l'invention.

M. Schœler a fait de même l'opération de Watson.

M. Dianoux (1) sur les indications de M. Warlomont, applique un procédé qui, dit-il, est celui employé autrefois par M. Gayet.

« Voici le procédé que j'ai suivi ; c'est je le répète, celui que j'ai déduit des explications de M. Warlomont.

Premier temps. — La paupière étant fixée dans la pince de Snellen, une incision, parallèle au bord de la paupière, dont elle est distante de quatre millimètres environ, est conduite parallèlement à ce bord, du niveau du point lacrymal jusqu'à celui de l'angle externe ; elle pénétre jusqu'au cartilage tarse exclusivement.

Deuxième temps. — Le couteau à double tranchant de Guérin est alors introduit de bas en haut au milieu du bord palpébral, dans le sol ciliaire, en arrière des cils. On peut, au besoin, s'aider de la loupe pour s'assurer que tous les cils appartiennent bien à la lèvre antérieure.

Par un mouvement du couteau à droite et à gauche, on dédouble ainsi la paupière en deux feuillets, dont l'antérieur comprend le sol ciliaire transformé en une longue bandelette ; une spatule permet de s'assurer que

(1) De l'autoplastie palpébrale par le procédé de M. Gayet, *Annales d'oculistique* sept. — oct. 1882.

ce lambeau ne conserve plus aucune adhérence avec la partie postérieure, sauf par les deux extrémités.

Troisième temps. — Une seconde incision, parallèle à la première, dont elle est distante de trois millimètres environ, circonscrit, dans la peau de la paupière, une bandelette semblable de forme et de dimension au sol ciliaire mobilisé. Il est nécessaire de prolonger l'incision de deux millimètres en dedans et d'une quantité égale en dehors, pour que la bandelette puisse être abaissée sans tiraillement. Le couteau de Guérin sépare alors cette bandelette, exclusivement cutanée, du muscle orbiculaire, lequel est à son tour séparé du cartilage sur lequel le sol ciliaire doit être fixé.

Quatrième temps. — Une pince introduite fermée sous la bandelette ciliaire, et conduite de bas en haut, vient accrocher la bandelette de peau et l'attire sous celle-ci, d'abord à l'un des angles, puis à l'autre. La partie médiane suit le mouvement, et la bandelette cutanée prenant ainsi la place qu'occupait le sol ciliaire, est fixée, par trois points de suture fixés au centre et aux deux extrémités de son bord inférieur, au bord libre de la charpente cartilagineuse.

Le sol ciliaire est remonté et soigneusement étalé sur le cartilage tarse dénudé par le retrait de l'orbiculaire, qu'un aide relève sur un crochet. Le bord qui supporte les cils doit dépasser exactement le bord supérieur de la bandelette cutanée qui a pris sa place et lui est contiguë. Pour le maintenir dans cette position, deux ou trois points de suture passés dans l'épaisseur du cartilage fixent le bord supérieur du bord ciliaire exactement à celui-ci.

Cinquième temps. — On nettoie la paupière... Au bout de quarante-huit heures, l'appareil est levé et les sutures enlevées le troisième jour, s'il y a lieu, ou abandonnées à elles-mêmes. »

Il ajoute qu'après quelques semaines il devient difficile de se rendre compte de l'opération qui a été pratiquée. Au point d'entre-croisement des lambeaux, l'épiderme macéré disparait et une soudure intime se produit entre la face cruentée et la face épidermique.

CHAPITRE III

PROCÉDÉ DE M. GAYET. - OBSERVATIONS

CONSIDÉRATIONS GÉNÉRALES

Aucun imitateur, aucun critique, n'a compris le principe vrai de l'opération de notre maître. MM. Warlomont et Dianoux, en voulant imiter le procédé de M. Gayet, ont exécuté un procédé analogue à celui de Junge ; c'est-à-dire ont fait de la marginoplastie. M. Dor lui-même, dans son appréciation des procédés nouveaux, considère comme semblables les procédés Watson-Junge et Gayet : et pourtant, les deux publications (1) qui en ont été faites, nous paraissent bien claires.

M. Gayet a cherché et trouvé une méthode qui puisse relever les cils et annihiler les effets de la rétraction cicatricielle ; qui puisse combattre à la fois et le trichiasis et l'entropion. Il a mis en pratique dans la chirurgie

(1) Congrès d'Amsterdam 1879. — *Annales d'oculistique* 1882.

oculaire les principes appliqués dans la chirurgie courante ; c'est-à-dire que, loin de chercher à combattre la rétraction d'un tissu cicatriciel par la formation d'un tissu antagoniste de même nature, il cherche à remplacer la perte de substance due à la rétraction par un tissu sain, qu'il vient placer en pleine cicatrice : en un mot, il donne de l'étoffe à la face interne de la paupière.

Inciser la conjonctive et le tarse, placer entre les lèvres de l'incision un lambeau cutané dont la face épidermique est opposée au globe oculaire, et la face cruente aux parties profondes (mises ainsi à nu) des téguments externes. Telle est la conception originale que les auteurs n'ont pu saisir.

Cette opération mérite bien le nom de *tarsoplastie* que lui donne son auteur, puisqu'elle consiste à greffer, entre les lèvres du cartilage, un lambeau qui lui donne une ampleur plus grande.

PROCÉDÉ DE M. GAYET.

Le malade, étendu sur le lit d'opération, est, suivant les indications, anesthésié avec l'éther ou le chloroforme. Toutes les précautions antiseptiques étant prises, les régions sur lesquelles doit porter l'opération lavées et désinfectées avec l'acide phénique, on pratique l'opération en plusieurs temps.

Premier temps. — On passe sous la paupière une pince de Desmarres ou mieux une pince de Snellen. Cette petite manœuvre est souvent difficile, quelquefois impossible à cause de la diminution transversale du bord libre de la paupière ; de plus, le cartilage est parfois tellement induré, recroquevillé, que ces moyens de compression assurent mal l'hémostose. Nous avons vu M. Gayet opérer sans appareil de compression, et, jamais l'écoulement du sang n'a été un obstacle sérieux à l'opération. Le sang qui suinte après chaque incision, est épongé à mesure qu'il s'écoule, par un aide, et l'opérateur n'est pas gêné dans ses manœuvres par un appareil presque toujours inefficace.

La paupière étant renversée en dehors, comme on le voit dans la figure, une première incision longitudinale, *a b,* est faite, avec un couteau à cataracte, en arrière des cils ; elle va d'une commissure à un point donné indiqué par les lésions elles-mêmes, sa profondeur est de trois-quatre millimètres ; elle intéresse la conjonctive et le tarse. Cette incision doit être pratiquée avec de grandes précautions ; elle doit laisser en avant d'elle tous les cils et ne pas léser dans sa profondeur les bulbes de ces organes. La conjonctive et le tarse ainsi coupés, s'écartent en laissant un sillon cruent de trois-quatre millimètres de profondeur, qu'une traction légère peut encore augmenter.

Deuxième temps. — Sur la surface cutanée de la paupière (ou sur les régions voisines, dans le cas où la peau de la paupière a subi une perte de substance, soit par suite d'opérations antérieures, soit par tout autre motif ;) on délimite, par des incisions à peu près parallèles au bord libre, un lambeau cutané triangulaire, *b c d*, dont la base regarde la commissure. Ce lambeau cutané est séparé par dissection, entrainant avec lui tous les tissus sous-jacents, jusqu'au tarse inclusivement ; de façon à mieux assurer sa vitalité, il doit avoir

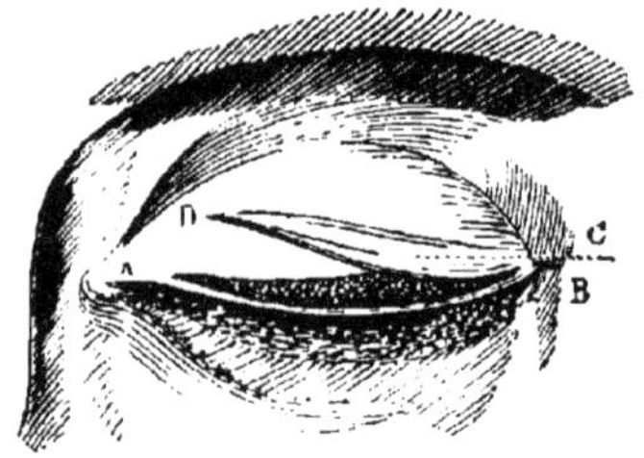

Figure 6. — Incision du lambeau cutané.

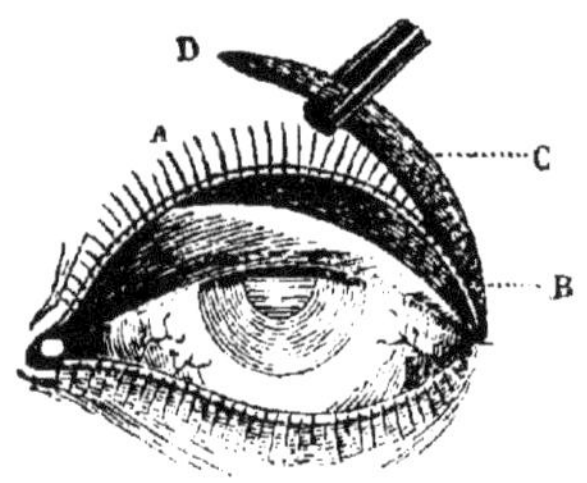

Figure 7. — Incision conjonctivo-tarsienne.

une largeur de trois-quatre millimètres, et une longueur un peu supérieure à celle de l'incision *a b*. Sans cette précaution, par suite de la rétraction, on est obligé de tendre trop le lambeau au moment où l'on applique les sutures ; par suite il remplit moins bien l'espace cruent et a plus de tendance à se mortifier. C'est du moins ce que l'expérience nous a appris.

Troisième temps. — Le lambeau, *b c d*, est un peu tordu sur son pédicule, et amené dans le sillon, *a b*. Dans ce temps, il y a aussi quelques précautions à prendre. La face profonde du lambeau et le sillon cruent doivent être, par des irrigations phéniquées, débarrassés de toute trace de sang.

Quatrième temps. — Deux points de suture sont appliqués : le premier réunit la pointe du lambeau cutané et la fixe à l'extrémité interne de la plaie tarsale ; le second saisit l'extrémité temporale du terrain ciliaire, et la fixe au-dessus de la base du lambeau cutané.

Un papier de soie, imprégné d'huile d'eucalyptus, recouvert par deux minces rondelles d'ouate, est appliqué sur l'œil et maintenu par quelques tours de bande exerçant une légère compression. M. Gayet, dans tous les cas, recouvre les deux yeux pour éviter tout mouvement.

Le pansement est renouvelé le premier ou le second jour ; les points de suture, qui du reste n'occasionnent aucune gêne, sont enlevés en général huit jours après l'opération.

L'opération que nous venons de décrire a été pratiquée pour un entropion siégeant sur la moitié externe de la paupière supérieure : on agirait de même pour la moitié interne, le lambeau transplanté ayant son pédicule du côté du point lacrymal ; de même pour la paupière inférieure. Si l'entropion est limité à la partie moyenne, l'incision conjonctivo-tarsienne, rectiligne dans la portion altérée, se recourbe un peu vers ses extrémités.

Lorsque le trichiasis ou l'entropion est total, M. Gayet préfère l'opération en deux temps ; il la pratique d'abord pour la moitié externe, puis pour la moitié interne, à quelques jours d'intervalle. Les lambeaux transplantés ayant une longueur moindre, la mortification est moins à craindre.

M. Gayet a toujours suivi ce principe, qui consiste à restaurer, par un lambeau cutané, les téguments internes. L'accusation de M. Dianoux, bien que présentée avec esprit, n'en est pas moins erronée, et montre, une fois de plus, que cet auteur n'a pas compris le procédé qu'il avait l'intention d'imiter.

Seuls, quelques détails opératoires ont été modifiés de façon à rendre l'opération plus facile.

L'opération, que nous avons décrite plus haut, s'applique très bien aux cas les plus fréquents, dans lesquels, les cils étant renversés en dedans, le bord ciliaire du cartilage est seul recroquevillé. Mais si l'altération tarsienne et conjonctivale siège plus haut, il faudra aller placer le lambeau cutané à ce niveau, et, comme la région est difficilement accessible, M. Gayet propose de faire, suivant le cas, une ou deux incisions verticales de toute la paupière : le lambeau cutané sera disséqué comme il a été dit plus haut, tordu légèrement sur son pédicule, puis suturé entre les lèvres de l'incision longitudinale de la conjonctive et du tarse. On s'opposera à la réunion immédiate de l'incision verticale, et, lorsque le lambeau cutané sera bien adhérent, on le coupera vers sa base et on laissera cicatriser l'incision verticale. S'il existe en même temps du trichiasis, on pourra transplanter un lambeau près du bord libre.

Tous ces détails seront évidemment modifiés suivant les circonstances. On pourrait aussi, dans le cas où les incisions verticales auraient consécutivement déterminé une diminution du diamètre transversal de l'œil, pratiquer la canthoplastie de la commissure externe.

Mais ce que l'on doit bien comprendre, c'est le principe vers l'exécution duquel tendent tous ces détails opératoires.

OBSERVATIONS

DES MALADES OPÉRÉS PAR M. GAYET

A LA

CLINIQUE OPHTHALMOLOGIQUE DE L'HOTEL-DIEU DE LYON

1879-1883

Observation I

Entropion de la partie moyenne de la paupière supérieure gauche. Trichiasis.

R.., frère mariste, 42 ans. Entré le 23 octobre 1879. Sorti le 8 novembre 1879.

Le malade souffre des yeux depuis sa jeunesse. Des épilations répétées ont été jusqu'à ce jour son seul traitement. L'affection fait néanmoins des progrès rapides depuis quelque temps, les douleurs circum-orbitaires augmentent ; le larmoiement, la photophobie, rendent tout travail impossible.

La paupière supérieure gauche est rouge, tuméfiée, renversée en dedans, surtout à la partie moyenne. Le bord libre épaissi présente quelques gros cils à bulbes noirs qui viennent irriter la cornée.

La conjonctive est légèrement hyperhémiée.

Au centre de la cornée, tache assez opaque.

28 octobre. — M. Gayet opère par son procédé.

La lésion du bord libre étant bornée à la partie moyenne, l'incision conjonctivo-tarsienne a son extrémité interne très éloignée du point lacrymal.

30 octobre. — Le lambeau est très solide dans toute son étendue.

8 novembre. — Le malade part parfaitement guéri.

Observation II

Entropion total des deux paupières supérieures. — Quadruple opération.

Marie R... religieuse, 35 ans. Entrée le 15 juillet 1879. Sortie 9 octobre 1879.

La malade est très sujette aux affections oculaires : elle a, depuis l'âge de 15 ans, une tache blanche au centre de la cornée de l'œil gauche. Depuis 15 jours elle souffre d'une névralgie sus-orbitaire intense, l'œil est devenu extrêmement douloureux, la sécrétion lacrymale est abondante, les paupières sont collées le matin. En même temps apparait, à la partie inférieure de la tache blanche de l'œil gauche, un abcès de couleur grisâtre.

La vue est conservée. — Les paupières sont déformées ; le bord libre, des paupières supérieures surtout, est rouge, tuméfié (La malade a été épilée il y a 6 semaines environ). — La conjonctive est injectée, la cornée très finement vascularisée.

19 juillet. — Opération de M. Gayet, portant sur la moitié externe des paupières supérieures. Suites très favorables.

Même opération sur la moitié interne des paupières supérieures.

25 Aout. — Les pointes des lambeaux se sont sphacélées ; la réunion ne s'étant pas faite à la partie inférieure des lambeaux, on réunit par des points de suture.

28 Aout. — Un peu de suppuration.

La malade part le 9 octobre 1879. A la loupe on n'aperçoit plus de cils se dirigeant sur la cornée. Les paupières sont un peu rouges, légèrement proéminentes du côté externe.

Nous voyons ici pour la première fois la mortification de la pointe des lambeaux et une réunion secondaire de ces mêmes lambeaux dans leur partie inférieure. Nous attribuons ces accidents à l'exiguité du lambeau.

Observation III

Entropion très accentué des deux paupières supérieures. Quadruple opération.

Louise A.... 22 ans. Entrée le 12 juillet 1879. Sortie le 20 octobre 1879. — Depuis l'âge de 3 ans, la malade a mal aux yeux ; la vue a été normale jusqu'à 12 ans ; depuis, l'acuité visuelle a peu à peu diminué. Il y a cinq ans, des lambeaux cutanés sont enlevés transversalement sur les paupières supérieure et inférieure de l'œil droit, supérieure de l'œil gauche.

Actuellement, les cils sont encore renversés en dedans ; l'acuité visuelle est nulle à gauche, très faible à droite. La malade a des douleurs intermittentes modérées, pas de photophobie. — Les paupières sont rétractées fortement, les cils balaient la cornée. La conjonctive est peu vascularisée. Les cornées sont opaques, vascularisées ; ces lésions dominent à droite et au centre.

17 juillet. — Opération de M. Gayet sur la moitié externe des deux paupières supérieures.

21 juillet. — Les suites sont des plus simples, néanmoins l'extrémité des lambeaux s'est sphacélée.

31 juillet. — Opération de M. Gayet sur la moitié interne des deux paupières supérieures.

La malade part le 20 octobre ; les paupières supérieures sont relevées à leurs extrémités, les cils sont reportés en haut et un peu en dehors, la partie centrale des paupières est seule encore un peu déviée, et quelques poils follets irritent les cornées. Les yeux sont assez tranquilles.

Observation IV

Entropion de la partie moyenne de la paupière supérieure droite

D.., Claudine 35 ans, dentellière. Entrée le 3 avril 1879, sortie le 30 avril 1879. Affections oculaires fréquentes; depuis très longtemps la malade souffre de l'œil droit. Il y a six ans est survenue sur la cornée droite une petite tache qui a aboli la vision de ce côté.

Larmoiement, photophobie. La paupière droite est un peu déformée, œdémaciée, le bord libre est renversé en dedans à sa partie moyenne. La cornée présente à son centre une taie à laquelle arrivent un grand nombre de vaisseaux.

26 avril. Opération de M. Gayet.

29 id Le lambeau est très adhérent.

30 id La malade sort guérie.

Observation V

Entropion de la moitie externe de la paupière supérieure droite. — Trichiasis

G., Antoinette, 49 ans, cultivatrice. Entrée le 17 septembre 1878. Sortie le 17 novembre 1878. Cette malade a été très sujette dans sa jeunesse à des blépharites rebelles. Depuis plusieurs mois l'inflammation a augmenté, les douleurs sont devenues plus vives, la vue s'est obscurcie.

A son entrée, les paupières supérieures sont déformées, la droite surtout. Le diamètre transversal de l'œil est diminué Les bords libres sont raccourcis, rouges, tuméfiés, renversés en dedans. Quelques cils, rares, courts, espacés, balaient les cornées ; celles-ci sont infiltrées, nuageuses, trois ou quatre gros vaisseaux s'arborisent a sa surface ; mais les altérations sont beaucoup plus accentuées à droite.

1er Octobre. Arrachement des cils qui amène peu de soulagement.

17 id Opération par le procédé de M. Gayet, sur la moitié externe de la paupière supérieure droite.

19 id La malade sort très satisfaite.

Observation VI

Entropion des deux paupières supérieures.

G.., Lucie, 17 ans, domestique. Entrée le 5 août 1880, sortie le 30 septembre 1880. Constitution scrofuleuse à un haut degré. Depuis son enfance elle a continuellement mal aux yeux, avec exacerbations de temps en temps. Depuis trois mois, blépharopasme très intense, larmoiement, photophobie. Les paupières, les supérieures surtout, sont racornies, leur bord libre est retourné en dedans ; les cils assez rares frottent sur la cornée. Des deux cotés on trouve une conjonctivite palpébrale et bulbaire très intense. A gauche, la cornée est parsemée de petites taches, et présente une ulcération centrale. A droite, la cornée est dépolie, un peu trouble.

7, 9 août — Epilation des deux paupières supérieures.

10, 12 août. — Epilation. Sulfate de cuivre.

13 août. — Epilation. Pommade au précipité jaune. Légère amélioration.

14 août. — Epilation. Sulfate de cuivre.

17, 20, 28 août. — Scarification des vaisseaux de la conjonctive.

4 septembre. — Opération de Pagenstecher à l'angle externe des deux côtés.

5 » — Amélioration notable.

9 » — Les deux points de suture sont enlevés.

11 » — L'entropion persiste, on essaie encore l'épilation et le sulfate de cuivre, sans résultat satisfaisant.

15 » Opération de M. Gayet.

30 » La malade part très soulagée.

Observation VII

Entropion de la paupière supérieure gauche localisée à la moitié externe.

Louise R... lingère, 32 ans. Entrée le 12 février 1881. Sortie le 5 mars 1881.

Pas d'antécédents héréditaires ; pas de traces de scrofule. L'affection débute, il y a 4 ans, par de la photophobie, du larmoiement, des douleurs périorbitaires, et une rougeur assez intense de l'œil gauche. Il y a quelques mois, elle passe douze jours à l'Hôtel-Dieu ; sort très améliorée, mais, quelques jours après, les symptômes inflammatoires avaient reparu.

Actuellement, la malade se plaint de douleurs périorbitaires, elle a des troubles de la vue depuis plusieurs mois, de la photophobie, du larmoiement. Les paupières de l'œil gauche sont déformées, la déformation porte surtout sur l'angle externe de la paupière supérieure. En ce point, les cils sont dirigés du côté du globe oculaire. La conjonctive est rouge et présente des traces d'anciennes granulations. La cornée est dépolie, elle offre à son centre un leucome où se rendent de nombreux vaisseaux. Injection périkératique.

24 février. — Opération de M. Gayet.

26 février. — Mortification de l'extrémité du lambeau ; la base est solide et a bon aspect.

5 mars. — Le lambeau a pris partout, l'œil est encore un peu rouge, larmoyant, mais les cils ne viennent plus l'irriter.

Observation VIII

Entropion de l'angle inféro-interne de l'œil droit, consécutif à des brûlures.

Jacques Thomas, 48 ans, pudleur. Entré le 20 août. Sorti le 30 août 1881.

Aucun antécédent pathologique du côté des yeux. Il y a 8 semaines environ, le malade reçoit, dans l'œil droit, de l'eau bouillante qui détermine une inflammation très vive.

Actuellement, les conjonctives oculaire et palpébrale sont reliées, dans l'angle inféro-interne, par deux larges brides cicatricielles qui retournent en dedans le bord libre de la paupière inférieure. Rien du côté de la cornée.

25 août. — Après avoir sectionné les deux brides cicatricielles et détruit les adhérences qui s'étaient produites dans le cul-de-sac inféro-interne, M. Gayet pratique son opération. Les suites sont normales.

31 août. — Le malade sort, les cils sont rejetés en dehors avec le bord libre de la paupière et n'atteignent plus la cornée.

Observation IX

Entropion des deux paupières supérieures plus accentué à droite et en dehors.

C... (Marie), 35 ans, domestique. Entrée le 14 septembre 1882. Sortie le 2 octobre 1882.

La malade est traitée depuis 4 mois, à la consultation gratuite, pour une blépharite ciliaire chronique, ayant amené un léger degré d'entropion, et pour une kératite, affections siégeant à droite. Le traitement a consisté en cautérisations et épilations. Actuellement, les paupières supérieures, la droite surtout, sont déformées ; cette dernière, privée d'une grande partie de ses cils, a des bords irréguliers, qui frottent contre le globe oculaire. La cornée est légèrement opaque.

23 septembre. — La paupière supérieure droite est restaurée par le procédé de M. Gayet dans sa moitié externe. Les suites de l'opération sont normales.

2 octobre. La malade sort dans un état excellent.

Observation X

Entropion de la paupière inférieure

C.., Gérôme, 32 ans. Entré le 11 janvier 1882. Sorti le 30 janvier 1882.

Il y a trois mois, le malade reçoit dans l'œil gauche de l'eau bouillante. Les phénomènes inflammatoires consécutifs à la brûlure se sont peu à peu dissipés ; mais la paupière inférieure s'est incurvée en dedans, et les cils, en plusieurs points, prenant une direction vicieuse, vont irriter la cornée.

21 janvier. — M. Gayet pratique son opération sans anesthésie ; il fait deux lambeaux, externe et interne.

24 janvier. — Les suites sont des plus simples ; les lambeaux sont adhérents dans toute leur étendue. On n'enlève pas les sutures.

25 janvier. — Les extrémités des lambeaux se sont un peu écartées l'une de l'autre.

26 janvier. — On enlève les fils.

30 janvier. — Le malade sort guéri, le résultat et très bon, la paupière est redressée d'une façon satisfaisante.

Observation XI (1)

Entropion de la partie moyenne des deux paupières. Trichiasis.

M... âgé de 16 ans, a toujours eu mal aux paupières. Il y a 4 ans, il fut pris de la petite vérole, pendant laquelle ses deux cornées furent atteintes de pustules. Depuis, sa vue s'est pres-

(1) Relatée dans les *Annales d'oculistique*, janvier-février 1882, page 36

que entièrement perdue et il a constamment souffert ; au moment où on nous l'amène, il tient la tête baissée et les yeux rigoureusement fermés, sans qu'il soit en son pouvoir de les ouvrir.

Nous trouvons ce spasme caractéristique et cette forme en boudin des paupières qui trahit d'ordinaire l'entropion. En essayant de les entr'ouvrir nous reconnaissons la déformation du bord libre et le renversement en dedans des cils irrégulièrement plantés et assez rudes.

Ces cils balaient deux cornées déformées par aplatissement central, leucomateuses et panneuses, derrière lesquelles il est assez difficile de reconnaître l'état des chambres antérieures et des iris. Les pupilles ne sont pas dilatables par l'atropine.

En examinant avec attention l'état des choses, nous reconnaissons que l'entropion porte surtout sur la partie moyenne des deux paupières supérieures, et que c'est dans ce point que les cils exercent leur pernicieuse influence. Les tarses ne sont pas trop déformés, mais le bord libre est atrophié.

Pour soustraire les globes à l'action néfaste des cils, je pratique, en dedans du bord libre et à quelques millimètres du point lacrymal, une incision qui, partie du milieu de la rangée régulière des cils, contourne la marge de la paupière, pour passer derrière les poils déviés qu'elle dépasse vers l'angle externe. Cette incision est assez profonde pour qu'en écartant les lèvres, j'obtienne une surface cruentée de cinq millimètres environ. J'amène, pour combler cette gouttière, un lambeau cutané taillé parallèlement au bord libre et de longueur suffisante, et je le maintiens en place par un point de suture qui en fixe l'extrémité dans l'angle de la plaie tarsale.

Cinq jours après, le lambeau de l'œil droit était adhérent et bien soudé, et l'on pouvait voir la portion ciliaire, autrefois mal tournée, remonter en avant vers la face antérieure de la paupière, et hors d'état de nuire.

A gauche, l'extrémité du lambeau cutané s'étant mortifiée, je n'ai pas été sans inquiétude sur le résultat final. Mais le petit tubercule qui s'est formé à l'origine de l'incision, par le fait de la rétraction du dit lambeau, a suffi pour écarter de l'œil les cils dangereux, et finalement la guérison de ce côté a été aussi complète que celle de l'autre. L'effet cosmétique n'est même pas très apparent, il se borne à une espèce de dédoublement des rangées ciliaires, qui forment comme deux pas de vis sur le milieu du bord libre. Ce petit inconvénient est largement compensé par les avantages que le malade a retirés de la suppression de son double trichiasis.

Depuis l'opération, les cornées se sont totalement améliorées et je puis prévoir le moment où, au moyen d'une double iridectomie, je rendrai à ce jeune homme, à peine capable de distinguer ses doigts, un degré de vision parfaitement supportable.

Ceci est un fait d'entropion moyen ; en voici un autre qui se rapporte à l'entropion externe.

Observation XII (1)

Entropion des deux paupières supérieures plus, accentué vers les commissures externes.

B..., âgé de 30 ans, a eu dans sa jeunesse de fréquents maux d'yeux. Son affection actuelle remonte à deux ans pour l'œil gauche, et seulement à deux mois pour l'œil droit. La photophobie est intense, le larmoiement se produit abondant dès qu'on essaie d'entr'ouvrir les paupières; il y a quelques douleurs périorbitaires. Les cornées sont atteintes toutes deux d'une infiltration superficielle et diffuse avec érosion épithéliale ; la

(1) *Annales d'oculistique.*

vue en est profondément troublée. Le bord palpébral supérieur est arrondi, la peau comme ravalée vers le tarse ; les rangées des cils sont irrégulières, et bon nombre des poils se dirigent vers la cornée qu'ils irritent. Les cartilages tarses, couverts de granulations, sont déjà déformés et pressent douloureusement sur les globes, actionnés qu'ils sont par le muscle orbiculaire en spasme.

Le 27 octobre, on procède à l'opération sur chaque œil, une première incision d'un centimètre environ partant de l'angle externe sépare le terrain ciliaire de la partie profonde du tarse. Les deux lèvres de cette incision, écartées, laissent une surface cruentée sur laquelle on ajuste un lambeau cutané de mêmes dimensions, pris sur la peau. Dans cette substitution, la rangée des cils est remontée et écartée du globe oculaire. Au bout de cinq jours, tout est cicatrisé, et, à partir de ce moment, le malade ne souffre plus, et ses cornées reviennent peu à peu à leur état normal.

Le 22 novembre, le malade veut absolument quitter la clinique, après avoir été gardé en observation tout ce temps là, sans qu'il ait été possible de reconnaître aucune tendance à la récidive.

« Dans la moitié interne de la paupière supérieure gauche, les cils ont de la tendance à gagner le globe oculaire, une seconde opération sera peut-être nécessaire. »

Cette réflexion omise dans les *Annales d'oculistique* est trouvée dans l'observation manuscrite. Dans ce cas, les lésions ont bien suivi une marche progressive, et ainsi qu'on le supposait, le malade vient demander de nouveaux soins.

Suite de l'Observation XII

Entré 21 février 1882. Sorti 17 mars.

Après l'opération relatée plus haut, l'amélioration persiste pendant deux mois environ ; mais, ainsi qu'on l'avait présumé, les cils de la moitié interne des paupières supérieures ont continué à prendre une direction vicieuse ; les yeux sont bientôt irrités par leur contact, les conjonctives se vascularisent, les cornées s'opacifient, la vue diminue de plus en plus, surtout à gauche.

Le 28 février, M. Gayet applique son procédé à la partie interne des deux paupières supérieures. Les lambeaux longs, flasques, se mortifient à leurs extrémités. Les suites sont normales, et le malade part dans un très bon état le 17 mars.

Suite de l'Observation XII

Entré le 5 juin 1882.

La vue devint meilleure après l'opération, presque plus de larmoiement et de photophobie, quelques cils ou mieux quelques petits poils follets épars, peu nombreux du reste, déterminent encore une irritation légère, qui oblige le malade à venir demander des soins.

Le diamètre transversal de la fente palpébrale parait augmenté de prime-abord ; cette apparence est due aux cils qui, relevés vers les angles, décrivent une courbe moins accusée que sur un œil normal. Le diamètre transversal vrai est diminué ; mais ce fait ne saurait être imputé aux opérations précédentes, car on sent les cartilages tarses durs, épais, ayant la forme d'une calotte sphérique. L'occlusion des yeux est parfaite, le bord libre des paupières supérieures est régulier, les lambeaux cutanés qui les constituent sont reconnaissables bien que fusionnés parfaitement avec la muqueuse, dont ils ont du reste actuellement tous les caractères. Les lambeaux, externe et interne, de chaque œil, ont conservé des dimensions égales. Les points lacrymaux supérieurs ont une position normale.

Les mouvements des paupières s'exécutent très bien, malgré une inflammation légère de la conjonctive. L'orbiculaire se contracte bien et son action ne paraît pas avoir été influencée par les opérations antérieures.

M. Gayet cautérise avec une épingle rougie les bulbes des cils dont je parlais tout à l'heure. Ces cils sont plus nombreux près de la commissure externe gauche ; quelques-uns sont situés entre la face postérieure du lambeau greffé et la muqueuse vraie. Le malade part, les symptômes inflammation et douleur ayant disparu avec leur cause.

Observation XIII (1)

Pressien (Séraphine), 50 ans, a été prise, il y a 6 ans, d'une blépharite glandulo-ciliaire de l'œil droit. Peu à peu, le bord libre de la paupière s'est déformé, les cils très pauvres et très maigres, ont changé de direction et sont venus irriter la cornée. Une légère ulcération centrale, suivie de leucome, a été la conséquence de cette agression. A tout moment, la malade est obligée de se faire épiler, sans pour cela se délivrer des inconvénients inhérents à l'état de sa paupière ; aussi accepte-t-elle avec empressement l'idée d'une opération.

1) *Ann. d'ocul.*

Traitée, comme les précédents malades, par l'introduction d'un lambeau cutané dans une plaie inter-tarso-ciliaire, elle a été complètement débarrassée de son infirmité au bout de huit jours.

Observation XIV (1)

P..., Frère de la Doctrine Chrétienne, atteint depuis de longues années d'une blépharite glandulo-ciliaire des deux yeux, a vu peu à peu ses bords libres supérieurs se déformer et s'amincir, les cils appauvris se sont déviés, et ce n'est que par une épilation incessante qu'il a pu sauvegarder ses cornées. Comme la malade précédente, il accepte avec empressement une opération qui doit le guérir.

Elle a été pratiquée, suivant les règles précédentes; aujourd'hui les fils ont été enlevés, et les lambeaux sont parfaitement soudés. Les cils, définitivement écartés des globes, ne paraissent plus devoir être nuisibles.

J'ai gardé comme la dernière, l'observation d'une ancienne opérée; c'est, sans contredit, la plus intéressante.

Observation XV (1)

X..., 20 ans. — Tempérament lymphatique, est restée, l'année dernière à la clinique pendant plusieurs mois, pour des granulations de la plus haute gravité. Une double kératite panneuse en avait été la conséquence, et, après de nombreuses

(1) *Ann. d'ocul.*

cautérisations au sulfate de cuivre, la malade était sortie du service plutôt *blanchie* que guérie. Quelques mois après, elle y rentra plus malade que jamais, et nous reconnûmes avec effroi que sa situation s'était compliquée d'un double entropion causé par la déformation cicatricielle des tarses. C'est alors que je lui proposai et que je pratiquai sur ses deux yeux l'opération autoplastique des bords libres.

Chez elle, l'incision tarsienne fut très profonde, et les lambeaux cutanés d'au moins six millimètres de large. Ils se soudèrent sans difficulté, et l'opération parut tout d'abord suivie d'un plein succès. Malheureusement, quelques semaines plus tard, je vis qu'un bouquet de trois cils, situés dans l'angle externe, était resté sur la lèvre interne de l'incision tarsale droite, et, par conséquent en dedans du lambeau. Ces trois cils ont dû être arrachés à plusieurs reprises, et comme voilà plus d'un mois que je n'ai revu la malade, je commence à espérer qu'ils ont cessé de repousser et que je n'aurai pas besoin de recourir à la cautérisation de leur bulbe.

Ce fait est très instructif, parce qu'il montre avec quel soin on doit conduire l'incision tarsale en arrière de tous les cils, et combien il est facile, surtout à l'angle externe, d'en laisser échapper quelques-uns.

Observation XVI

Entropion des deux paupières supérieures. Trichiasis

S... Louise, 52 ans, ménagère.

Hérédité inconnue. La malade a fréquemment mal aux yeux dans sa jeunesse ; de 20 à 31 ans, elle a des douleurs circum-orbitaires continues avec sensation de gravier dans les yeux. A l'âge de 20 ans elle a une poussée inflammatoire très aiguë qui est améliorée par le nitrate d'argent ; mais dès cette époque, les paupières s'incurvent, les cils viennent irriter le globe oculaire et sont arrachés périodiquement.

A son entrée à l'hôpital, on constate une atrésie des orifices palpébraux, dont les diamètres transversaux sont notablement diminués. Avec le blépharopasme, on note du larmoiement, une photophobie intense. Les paupières sont déformées, petites, fortement incurvées en tous sens ; les bords libres, surtout ceux des paupières supérieures, sont inégaux, bosselés, les cils sur deux rangées, dont la plus interne est la plus dense, balaient les cornées. Les cornées sont troubles, dépolies, finement vascularisées. On constate du côté droit, un leucome central du volume d'une tête d'épingle, et, sur les deux cornées, de petits points albugineux formant des taches plus ou moins étendues.

Le 5 mai, la malade étant anesthésiée au chloroforme, M. Gayet pratique son opération sur les côtés externes des deux paupières supérieures.

Les suites sont assez favorables ; le lambeau du coté droit se sphacèle un peu par sa pointe.

10 juin. L'amélioration a été rapide et notable, le blépharopasme a disparu, le larmoiement a beaucoup diminué, il n'a a presque plus de photophobie. L'aspect des paupières supérieures a complètement changé, les cils du coté externe sont fortement relevés et absolument hors d'état de léser le globe oculaire ; les cils de la portion interne ont eux-mêmes été redressés, mais une seconde opération sera cependant nécessaire.

Le 7 juin, la malade est opérée de nouveau.

M. Gayet emploie son procédé pour la partie interne de la paupière supérieure droite.

M. Gayet voulut, pour la partie supérieure et interne de l'œil gauche, appliquer un procédé que lui avait inspiré la lecture de l'article de M. Dianoux. (1) Ce procédé est celui de Junge que notre maître ignorait à cette époque, mais il présente néanmoins cette modification que son incision marginale entame le cartilage sain absolument comme dans son ancien procédé ; en un mot, il ne fait pas une marginoplastie.

La malade, vue un mois environ après l'opération, n'éprouvait plus aucune douleur; sa vue s'était notablement améliorée. Les cils sont bien déviés des deux côtés, mais plus régulièrement, par le procédé modifié. A gauche, les cils sont plus relevés vers les commissures où le bourrelet du lambeau implanté est plus volumineux.

---

(1) *Annales d'oculistique*. 3e et 4e livraisons, septembre, octobre 1882. De l'autoplastie palpébrale par le procédé de M. Gayet, page 132.

DEUXIÈME PARTIE

CHAPITRE IV

CRITIQUE DES PROCÉDÉS ANCIENS

Nous apprécierons les procédés en suivant l'ordre que nous avons adopté pour les décrire.

A. affaiblissement de l'orbiculaire.

Si nous apprécions les procédés qui tendent à ce but, en eux-mêmes, nous voyons que les uns, (ligatures, sections sous-cutanées,) ont un but temporaire ; d'autres, (incision d'une partie de muscle en un point d'élection, division du muscle près de la commissure externe avec impossibilité absolue pour lui de reprendre sa forme première) une action plus puissante. Ces procédés répondent à quelques indications : ils peuvent guérir, il est vrai, le spasme sans déformation de la paupière, diminuer l'entropion qu'exagère cette puissance musculaire ; mais ils ne sauraient guérir ni le trichiasis par déviation des bulbes et inflammation du bord libre, ni l'entropion avec altérations profondes.

Ces procédés sont donc le plus souvent palliatifs ; leur action n'en est pas moins avantageuse : aussi les a-t-on employés dans presque tous les procédés composés.

B. Redressement direct des cils, épilation, destruction des bulbes.

La frisure des cils, leur redressement par des procédés divers, ne s'adressent évidemment qu'au trichiasis simple. Il en est de même des agglutinatifs qui, difficiles à appliquer, cèdent rapidement, soit à cause de l'humidité qu'entretiennent la sueur ou les larmes, soit à cause des mouvements des paupières, mouvements le plus souvent réflexes, et que le malade le plus docile ne peut éviter. Citons à ce sujet l'opinion de Maître Jan, (1) « Quelques auteurs enseignent de prendre les cils qui piquent l'œil, de les renverser sur la face extérieure de la paupière, et de les y coller pour leur faire prendre un autre pli, mais il n'y a ni colle ni glu, ni emplâtre qui les y puisse faire tenir à cause des larmes abondantes qui humectent trop la paupière, et d'ailleurs ils sont trop courts pour les pouvoir manier si dextrement. »

(1) Traité des maladies de l'œil p. 542.

L'avulsion des cils avec des pinces n'est, de l'avis de tous les auteurs, qu'un traitement palliatif ; les cils en effet se renouvellent malgré qu'on les ait arrachés ; mais les nouveaux cils se différencient par leur finesse plus grande, leur longueur moindre, leur coloration moins accentuée, ils sont, de plus, difficiles à saisir et à arracher, car ils se brisent à la moindre traction. Ce procédé est long, douloureux et ne peut s'appliquer qu'au trichiasis peu étendu. L'avulsion doit être répétée souvent et ces manœuvres fréquentes amènent à la longue un état inflammatoire du bord libre des paupières qui complique encore les symptômes oculaires. Le bord libre, en effet, s'épaissit, devient rugueux. La guérison du trichiasis par l'arrachement des cils est, en somme, chose rare :

« Il arrive quelquefois, mais cela est malheureusement assez rare, que les poils arrachés plusieurs fois ne reparaissent plus, probablement parce que le bulbe en quelque sorte épuisé ne végète plus ; cette terminaison heureuse a été remarquée surtout chez les enfants. » (1)

Les pâtes épilatoires ne produisent de même qu'un soulagement momentané.

Pour détruire les bulbes des cils, le nombre des procédés est grand. Vacca Berlinghieri et Pétrequin sont, en la matière, les plus rationnels, puisque, respectant le bord libre, ils détruisent les bulbes ; et, par la rétraction cicatricielle des téguments externes, peuvent en même temps combattre un léger degré d'entropion.

(1) Desmarres, *Maladies des yeux*, tome 1.

Mais, que dirai-je des procédés qui, par le fer rouge, vont attaquer les bulbes dans l'espace intermarginal ? si ce n'est qu'à une lésion peut-être anodine, ils vont substituer une lésion autrement grave ; la rigidité, l'irrégularité, la rétraction cicatricielle du bord libre. Les caustiques sur le bord ciliaire auront une action identique, et, lors même qu'ils auront été appliqués au-dessus des cils, sur la face cutanée de la paupière, ils auront une action dont on ne pourra mesurer les effets ; ils s'étaleront sur les téguments, et, malgré toutes les précautions, détermineront du côté du globe oculaire des accidents graves, ainsi que certaines observations en font foi.

Détruire les bulbes en enlevant une portion de la paupière est aussi une opération déplorable, dont les effets seront d'autant plus désastreux, qu' une plus grande quantité sera sacrifiée. Himly, qualifie de « opprobrium artis » l'opération qui consiste à exciser tout le bord libre de la paupière. Toutes les pertes de substance du bord palpébral créent en effet l'entropion de toutes pièces, et occasionnent de plus, une cicatrice, qui, par ses frottements sur le globe oculaire, déterminera une irritation au moins aussi vive que les cils déviés que l'on a enlevés. Et du reste, peut-on impunément priver un organe, délicat comme l'œil, de ses agents de protection les plus immédiats ?

C. Transplantation du terrain ciliaire.

Deux procédés tendent à relever les cils : le premier, en mobilisant complètement le sol ciliaire ; le second, en respectant son attache marginale. Tous deux sont sujets à critique. Le premier, en effet, laissant à nu la portion du cartilage tarse située au-dessous du lambeau transplanté, le bord libre ayant une épaisseur moindre, sa résistance à la rétraction interne sera diminuée; et de plus, ce bord libre présentera une cicatrice, qui, de même que les cils, irritera le globe oculaire. Le second sera insuffisant.

Nous devons dire, néanmoins, que ces procédés constituent un progrès véritable; qu'ils répondent mieux que les procédés antérieurs aux conditions physiologiques ; mais de même que ceux que nous avons critiqués, ils ne s'appliquent qu'au trichiasis. On les combine assez fréquemmment avec d'autres procédés qui tendent surtout à redresser la paupière incurvée.

D. — Redressement indirect des cils. — Redressement du bord palpébral.

Relever le terrain ciliaire, soit par des fils qui traversent le bord libre et vont se fixer en un point de façon à exercer une certaine traction, soit par la compression temporaire d'un pli cutané, ne constitue qu'un traitement provisoire.

Mais si la compression est prolongée, la peau se mortifiera, et on obtiendra le même résultat qu'en la détruisant par les caustiques, ou en l'excisant avec un instrument tranchant : on aura, dans tous les cas, une perte de substance, qui déterminera une tension plus grande de la peau, et une cicatrice externe qui bridera la paupière et balancera l'influence de la rétraction des téguments internes. Cette idée domina de tout temps dans le traitement de l'entropion : aussi tous les efforts sont dirigés dans ce sens; tous les procédés tendent à trouver « *une bonne cicatrice.* » La grande laxité de la peau fit échouer tous les opérateurs qui pourtant tournèrent leurs incisions vers tous les points de l'horizon, qui enlevèrent pour arriver à ce but des quantités incroyables du tégument externe. Lisfranc n'excise-t-il pas toute la peau de la paupière?

Les cicatrices cutanées n'ayant pas une résistance assez grande, on cherche des cicatrices plus profondes; on fait des téguments externes un tout cicatriciel, on va plus loin, on réunit tous les tissus externes farcis de cicatrices au cartilage tarse lui-même.

Toute cette thérapeutique est le plus souvent défectueuse, elle peut donner des succès dans le trichiasis simple, peut-être même dans l'entropion trachomateux si le processus inflammatoire est arrêté pour toujours; mais, si l'altération des téguments internes progresse, les choses reviendront en peu de temps à l'état où elles étaient avant l'opération; nécessiteront une ou plusieurs interventions qui rendront bientôt impossibles les pertes de substance créées par les traitements antérieurs.

On peut encore reprocher à ces procédés de former des cicatrices disgracieuses, de compromettre la motilité du voile palpébral, et, si les pertes de substance ont été étendues, de créer une difformité irrémédiable : le lagophthalmos.

La tarsotomie verticale ou horizontale soustrait momentanément le globe oculaire à la compression et à l'irritation du bord libre ; mais la cicatrisation rapide ou lente, exagérera et la compression et l'incurvation, par la rétraction inévitable qui se produira. Si on s'oppose à la cicatrisation, on aura un coloboma qui créera une difformité énorme, et de plus rendra difficiles les mouvements des paupières.

Parmi les procédés qui ont pour but d'exciser le cartilage, le meilleur, ou mieux, le seul rationnel, est celui de Strafield. Par l'évidement du cartilage fait sur sa face externe, on comprend que l'on puisse relever un peu le bord libre. Mais tous les autres procédés qui créent dans le cartilage une perte de substance, sont irrationnels. Que penser, en effet, d'un pareil traitement appliqué à une maladie qui, en somme, ne relève que de la perte de substance plus ou moins grande du tarse et de la conjonctive, perte que leur a fait subir une inflammation aiguë ou chronique ?

Les procédés composés sont, ainsi que nous l'avons déjà dit, très nombreux ; leur appréciation serait longue, difficile, car ils héritent en même temps des avantages et des inconvénients de ceux qui les constituent.

Critique générale

Ce qui domine dans toute cette ancienne thérapeutique, c'est l'idée de destruction. Dans tous les procédés, l'on détruit, lorsque l'on devrait s'attacher à former, à apporter de nouveaux tissus pour combler les pertes de substance.

Ces procédés, surtout ceux qui s'adressent à l'entropion,

sont donc irrationnels au premier chef; ils sont presque tous insuffisants, parfois dangereux, leur manuel opératoire est souvent très compliqué.

Enfin, par les pertes de substance qu'ils font subir au voile palpébral, un grand nombre rétrécissent le diamètre transversal déjà normalement diminué dans ces affections, d'autres, par contre, déterminent une augmentation du diamètre vertical qui peut aller jusqu'au lagophthalmos : d'où difformités plus ou moins considérables auxquelles viennent s'ajouter encore les nombreuses cicatrices des paupières.

CHAPITRE V

CRITIQUE DES PROCÉDÉS NOUVEAUX

PROCÉDÉ DE WATSON. — Le procédé de Watson est parfaitement applicable dans les cas de trichiasis simple ; il peut de même donner de bons résultats, lorsque les bulbes des cils sont peu altérés, alors que l'inflammation n'a pas envahi complètement le bord libre de la paupière ; mais, nous ne pensons pas qu'il puisse guérir l'entropion d'une façon définitive. Cette opération ne porte en effet que sur les téguments externes, et, du reste, Watson insiste peu sur le bénéfice que l'on pourrait en retirer dans le cas d'entropion léger. Le mérite de ce procédé est de conserver tous les tissus, de relever très bien les cils, et de rendre au bord libre débarrassé du sol ciliaire, son épaisseur, sa résistance normales, par la fixation d'un lambeau cutané.

On peut, à ce procédé, faire plusieurs reproches : Les lambeaux transplantés adhérant seulement par un mince pédicule peuvent se sphacéler, et ce, d'autant mieux, que ceux-ci sont longs ; de plus, le bord libre, formé par du tissu cicatriciel, peut, dans les cas d'entropion même léger, devenir pour le globe oculaire un agent d'irritation.

Ce procédé présente néanmoins de grands avantages.

Procédé de M. Dor. — M. Dor a créé un procédé ingénieux, qui, mieux que tout autre, assure la vitalité des téguments transplantés ; son procédé présente tous les avantages de celui de Watson ; de plus, le lambeau ciliaire adhérant par ses deux extrémités, ne peut se mortifier, et le lambeau qui vient prendre la place de ce dernier, conservant toutes ses attaches profondes, relié aux téguments supérieurs par le tissu cellulaire sous-cutané qui n'est pas incisé, a son existence aussi assurée que possible. La paupière conserve tous ses téguments, les cils sont bien et très régulièrement relevés. Ce procédé peut s'appliquer soit aux trichiasis limités à quelques cils, soit aux trichiasis étendus sans que l'on ait à craindre la mortification des lambeaux.

La paupière reprend son apparence normale ; quelques mois après l'opération, les traces des incisions sont à peine visibles.

Ce procédé n'est applicable qu'au trichiasis, car la rétraction cicatricielle doit avoir, sur le bord libre, une influence peu considérable, ou tout au moins de courte durée. C'est, en somme, un procédé de transplantation perfectionné analogue à celui de Watson : on peut lui faire le même reproche qu'à ce dernier, à cause de la cicatrice qui borde la paupière.

Procédé de M. Nicati. — Le procédé de M. Nicati a une grande ressemblance avec celui de M. Dor; il n'en présente pas les mêmes avantages, car le lambeau ciliaire à relever, adhérent seulement par une de ses extrémités, est dans de plus mauvaises conditions de vitalité.

Procédé de Junge. — Le procédé de Junge inspiré par Watson en diffère en ce qu'il est un procédé de marginoplastie, tandis qne l'autre n'est qu'un mode de transplantation du terrain ciliaire.

Junge relève les cils en dédoublant le bord libre et en déjetant en avant et en haut les cils et leurs bulbes; de plus, en comblant l'espace marginal entr'ouvert avec un lambeau cutané, il augmente le bord libre; car ce lambeau, pressé entre les deux bords de la plaie marginale, forme un bourrelet qui accroit ainsi la surface conjonctivale. Ce lambeau cutané prend bientôt les caractères d'une muqueuse. La surface occupée sur la paupière par ce lambeau se cicatrice et détermine ainsi un certain degré de relèvement du bord palpébral.

Ce procédé présente donc de grands avantages : il relève les cils, soit par l'interposition du lambeau intermarginal, soit par la rétraction cicatricielle. Il redresse en même temps un peu le bord palpébral et augmente la surface conjonctivale. Il s'adresse donc à la fois au trichiasis et à l'entropion.

Le procédé de Junge a un seul inconvénient, c'est que le lambeau transplanté peut se mortifier, et cela d'autant plus facilement qu'il est plus étroit.

Ce procédé a beaucoup d'analogie avec celui que nous préconisons. Pourtant, nous devons dire ici qu'il ne repose pas sur le même principe ; Junge, en somme, ne cherche qu'à relever les cils et augmenter l'épaisseur du bord libre; rien dans sa description n'autorise à penser qu'il a vu ou même soupçonné le procédé de M. Gayet.

Procédé de Dianoux. — Le procédé de M. Dianoux est analogue aux précédents, mais ne ressemble en rien à l'opération de M. Gayet. Pour l'instituer, cet auteur s'est basé sur les indications de M. Warlomont, qui a mal compris le but que notre maître voulait atteindre. Quoi qu'il en soit, le procédé de M. Dianoux s'applique bien au trichiasis, mais surtout au trichiasis peu étendu, il relève bien les cils, donne au bord libre une largeur plus grande, écarte le tissu cicatriciel irritant qui peut s'y trouver. Les lambeaux sont, de plus, dans d'excellentes conditions de vitalité, mais bien qu'en dise l'auteur, cette opération doit déformer plus ou moins la paupière, et il doit être difficile d'assujétir le lambeau dans l'espace intermarginal.

Critique générale.

Tous ces procédés nouveaux peuvent combattre, d'une façon efficace, le renversement en dedans des cils. Ils présentent sur les procédés anciens d'immenses avantages à tous les points de vue. Ils procurent un soulagement immédiat, en plaçant les cils dans un endroit où ils ne peuvent nuire; ils conservent les cils, et, tout en les éloignant du bord libre, leur permettent d'exécuter encore leurs fonctions physiologiques ; ils rendent au bord libre sa régularité, et, si la cicatrice due à la transplantation est parfois un agent d'irritation, cette petite cicatrice linéaire est souvent préférable au bord rugueux qui existait avant ; ils ne font subir à la paupière aucune perte de substance, ou une perte insignifiante, de sorte que l'opération peut être renouvelée au besoin. Ces procédés sont de plus très bons au point de vue de l'esthétique, car loin d'augmenter, comme les opérations anciennes, les difformités de la paupière, ils lui rendent un aspect normal.

Si nous comparons maintenant entre eux ces procédés, nous voyons que celui de M. Dor est celui qui présente les meilleures garanties pour la vitalité des lambeaux ; que celui de Junge est le seul qui puisse être appliqué avec quelque succès dans le cas d'entropion léger, puisque seul il augmente d'une façon sensible la surface conjonctivale, et qu'il peut, dans une certaine mesure, fournir à cette muqueuse, une partie de la surface que lui a fait perdre la rétraction cicatricielle.

CHAPITRE VI

CRITIQUE DU PROCÉDÉ DE M. GAYET

PARALLÈLE DES PROCÉDÉS

Le procédé que nous venons d'exposer, et que nous préconisons, présente des avantages incontestables.

Il est le seul qui combatte victorieusement, à la fois, le trichiasis et l'entropion. Nous avons vu, dans nos considérations générales sur ces deux affections, que, le plus souvent, elles coexistent ; que le trichiasis, n'est, pour ainsi dire, qu'un premier degré de l'entropion ; qu'il est dû à une inflammation du bord libre, inflammation limitée d'abord, qui s'étendra et déterminera ensuite la rétraction. Le seul traitement radical du trichiasis avec altérations profondes sera donc celui qui à la fois rejettera les cils en dehors et obviera aux déformations ultérieures.

Notre procédé remplit très bien ces deux indications. Les cils sont parfaitement relevés par ce seul fait de l'augmentation de la surface interne de la paupière, et, à cette cause, vient encore s'ajouter l'effet de la rétraction due à la perte de substance de la peau de la paupière. Si le trichiasis existe avec des altérations minimes des bulbes, la rétraction qui se produira ultérieurement au niveau du bord libre sera sans effet, à cause du lambeau interposé; de plus, en séparant la conjonctive et le cartilage altérés de la portion saine des téguments internes, on peut ainsi limiter l'inflammation au segment ciliaire.

Dans les cas d'entropion vrai, lorsque des inflammations aiguës ou chroniques ont déterminé des altérations étendues, qui paraissent irrémédiables, notre procédé donne encore les meilleurs résultats. Parmi les observations que nous avons apportées à l'appui de notre thèse, nous trouvons des entropions très avancés, des déformations considérables : la majeure partie est due à des granulations ; néanmoins, les malades observés longtemps après avoir subi le traitement ne présentaient plus cette paupière misérable, recroquevillée, qu'ils avaient antérieurement ; l'opération avait rendu aux paupières leur fonctionnement normal en leur restituant un tégument interne.

Presque toujours la paupière a repris son aspect régulier : les cils, bien rejetés, n'irritent plus le globe oculaire ; presque toujours la guérison de la maladie et de ses conséquences a été définitive. Au point de vue de l'esthétique, l'opération ne laisse pas autant à désirer que notre maître l'avait avancé dans son exposé au congrès d'Amsterdam. En effet, plusieurs mois après l'opération, la cicatrice externe disparait, le bourrelet cutané (formé par la base du lambeau transplanté) qui dépasse le bord libre de la paupière s'affaisse et l'on ne trouve plus sur la paupière aucune trace de l'opération, la rangée des cils est fortement relevée vers les commissures, mais cette élévation des cils ne nuit en rien à la symétrie des paupières et à la physionomie. Par suite de l'augmentation de la surface des téguments internes, les phénomènes de compression du globe oculaire cessent immédiatement.

Si notre procédé présente de grands avantages, il a aussi des imperfections, qui lui font mériter quelques reproches.

En premier lieu, les frottements de la surface épidermique du lambeau déterminent une irritation de l'œil, mais cette irritation est de courte durée ; la peau prend assez rapidement les caractères d'une muqueuse.

Les lambeaux, adhérents seulement par une extrémité, présentent une vitalité peu grande. Nous avons vu en effet, dans nos observations, que l'extrémité des lambeaux se sphacèle assez fréquemment. Cette mortification doit donc nous engager à faire le lambeau plus long qu'il n'est besoin, de façon à ce que cet accident n'apporte aucun obstacle à la guérison ; elle doit nous engager aussi à chercher un autre procédé ; c'est ainsi que M. Gayet a opéré dernièrement (voir observation XVI) un entropion en conservant un lambeau cutané en forme de pont, adhérent à ses deux extrémités. Le résultat a été très satisfaisant.

On a aussi reproché à cette méthode de faire l'opération en deux fois, c'est-à-dire de n'opérer un côté qu'après la guérison de l'opération faite sur l'autre. On peut faire l'opération en une seule fois, mais alors, la longueur du lambeau doit faire craindre sa mortification.

Pour nous, le plus grand inconvénient qui puisse résulter, est déterminé par les cils qui, laissés en arrière de l'incision, repoussent et viennent irriter l'œil ; on ne saurait donc apporter trop de précautions dans ce temps délicat de l'opération ; l'incision doit être faite très en arrière des cils ; peu importe de couper les glandes de Meibomius que tiennent tant à conserver les partisans de la transplantation et de la marginoplastie, puisque souvent ces glandes sont altérées ; nous n'avons d'ailleurs jamais eu d'accidents ou de désordres que l'on puisse imputer à la section du conduit excréteur de ces petites glandes.

PARALLÈLE DES PROCÉDÉS

La critique que nous avons faite de tous les procédés nous permettra de traiter cette question en quelques mots.

Contre le trichiasis, les procédés anciens sont tous extrêmement infidèles ; ceux qui relèvent bien les cils créent souvent une altération aussi grave que la lésion qu'ils cherchent à combattre.

Contre l'entropion, les procédés anciens n'ont qu'une action indirecte toujours de peu de durée.

En un mot, les procédés anciens sont des procédés de destruction, que l'on doit en général complètement délaisser aujourd'hui.

Les procédés nouveaux sont trèsrationnels, mais presque tous n'ont un effet véritable que dans le trichiasis ; nous disons presque tous, en admettant que le bourrelet cutané qui dépasse le bord libre de la paupière dans le procédé de Junge soit conservé malgré la rétraction du lambeau transplanté, car ce procédé augmente un peu la surface conjonctivale.

Contre l'entropion, les procédés nouveaux n'ont absolument aucun effet.

Notre procédé présente tous les avantages des nouveaux ; il met, comme ces derniers, les cils dans l'impossibilité de nuire ; de plus, il prévoit les altérations ultérieures.

Contre l'entropion avec rétraction notable de la conjonctive et du tarse, notre procédé est le seul rationnel ; il est le seul qui applique à la chirurgie oculaire les vrais principes de la chirurgie générale ; il est le seul dont on puisse attendre des résultats certains, quel que soit le degré de l'altération.

Après l'étude que nous venons de faire des traitements employés pour la guérison de l'entropion, nous espérons que toute confusion cessera désormais, et que l'on verra dans le procédé de notre savant maître, un procédé rationnel, simple, n'ayant aucune ressemblance avec les procédés nouveaux.

Le tableau suivant donne, à notre avis, une idée exacte des procédés :

Procédés anciens.

Procédés nouveaux { 1° Transposition de lambeaux.
2° Marginoplastie.

Procédé de M. Gayet { Tarsoplastie.

TABLE DES MATIERES

LYON — IMPRIMERIE DE LA PROVINCE

101, Grande rue de la Guillotière, 101